世图医学

翻译版

麻醉与围术期医学丛书

Clinics Review Articles
Anesthesiology Clinics

www.anesthesiology.theclinics.com

产科麻醉

主　编　[美] 奥妮 · C. 奥诺哈
Onyi C. Onuoha
[美] 罗伯特 · R. 盖泽
Robert R. Gaiser

审　订　[美] 李 · A. 弗莱舍
Lee A. Fleisher

主　译　麻伟青　李　娜

Obstetric Anesthesia

ELSEVIER

世界图书出版公司
上海 · 西安 · 北京 · 广州

图书在版编目(CIP)数据

产科麻醉 / (美) 奥妮 · C. 奥诺哈, (美) 罗伯特 · R. 盖泽主编; 麻伟青, 李娜译. —上海: 上海世界图书出版公司, 2022.1

ISBN 978-7-5192-8904-1

Ⅰ. ①产… Ⅱ. ①奥… ②罗… ③麻… ④李… Ⅲ. ①产科外科手术—麻醉学 Ⅳ. ①R719

中国版本图书馆 CIP 数据核字(2021)第 182101 号

书　　名　产科麻醉
Chanke Mazui
主　　编　[美] 奥妮 · C. 奥诺哈　[美] 罗伯特 · R. 盖泽
审　　订　[美] 李 · A. 弗莱舍
主　　译　麻伟青　李　娜
责任编辑　陈寅莹
装帧设计　南京展望文化发展有限公司
出版发行　上海世界图书出版公司
地　　址　上海市广中路 88 号 9 - 10 楼
邮　　编　200083
网　　址　http:// www.wpcsh.com
经　　销　新华书店
印　　刷　杭州锦鸿数码印刷有限公司
开　　本　787 mm × 1092 mm　1/ 16
印　　张　11.75
字　　数　250 千字
印　　数　1-3000
版　　次　2022 年 1 月第 1 版　2022 年 1 月第 1 次印刷
版权登记　图字 09-2021-0813 号
书　　号　ISBN 978-7-5192-8904-1/ R · 601
定　　价　120.00 元

Elsevier (Singapore) Pte Ltd.
3 Killiney Road, #08-01 Winsland House I,
Singapore 239519
Tel: (65) 6349-0200; Fax: (65) 6733 1817

Obstetric Anesthesia, An Issue of Anesthesiology Clinics

ISBN-13: 9780323509725

This translation of Obstetric Anesthesia, An Issue of Anesthesiology Clinics by Onyi C. Onuoha, Robert R. Gaiser was undertaken by World Publishing Shanghai Corporation Limited and ispublished by arrangement with Elsevier (Singapore) Pte Ltd.

Obstetric Anesthesia, An Issue of Anesthesiology Clinics by Onyi C. Onuoha, Robert R. Gaiser 由世界图书出版上海有限公司进行翻译,并根据世界图书出版上海有限公司与爱思唯尔(新加坡)私人有限公司的协议约定出版。

《产科麻醉》(麻伟青　李　娜　主译)

ISBN: 978-7-5192-8904-1

声　明

主译简介

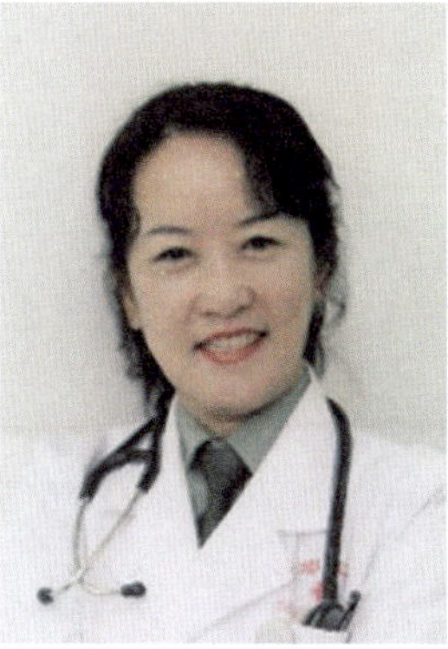

麻伟青　主任医师，硕士研究生导师，白求恩式好医师，解放军联勤保障部队第九二〇医院曲靖分院麻醉科主任。现任中华医学会麻醉学分会委员，中国应急救治装备分会委员，中国围术期医学专业委员会常委，全军麻醉与复苏专业委员会常委，云南省医学会麻醉分会主任委员，云南省医师协会麻醉医师分会副主任委员。获云南省科技进步二等奖、三等奖及军队医疗成果三等奖 8 项。主编主译专业书籍 6 部，发表论文 50 余篇，获国家及省部级基金 9 项。

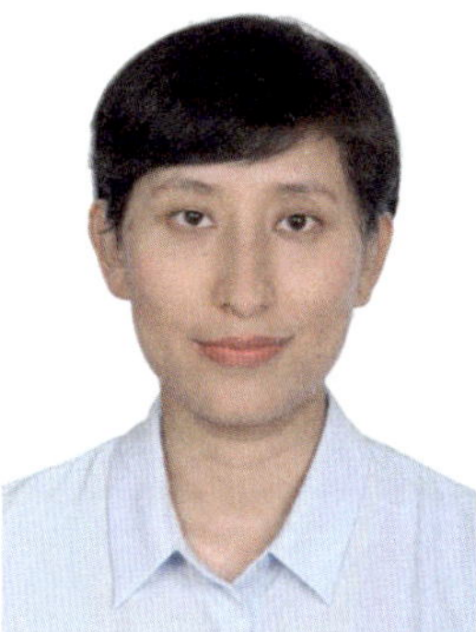

李　娜　副主任医师，医学博士，博士后，硕士研究生导师，解放军联勤保障部队第九二〇医院麻醉科副主任，享受军队优秀专业技术干部岗位津贴。科研方向：急慢性疼痛管理策略及机制研究。毕业于第二军医大学麻醉学专业，获医学博士学位。2012 年和 2019 年国家公派赴美国哈佛大学医学院附属麻省总医院麻醉科研习，联合培养博士，博士后。擅长围术期急慢性疼痛管理，超声引导下神经阻滞技术。现任中国医师协会麻醉学医师分会青年委员会委员，解放军医学科技委员会第十届麻醉与复苏专业委员会青年委员，云南省医学会麻醉学分会青年委员会副主任委员。主持及参与国家及省部级基金 5 项。共发表论文 20 余篇，其中以第一作者或通讯作者身份发表 SCI 论著 6 篇，单篇影响因子 6.2 分。主译 4 部专著。

译者名单

主译

麻伟青（中国人民解放军联勤保障部队第九二〇医院）
李　娜（中国人民解放军联勤保障部队第九二〇医院）

副主译

徐昕明（中国人民解放军联勤保障部队第九二〇医院）
李萌萌（中国人民解放军总医院第四医学中心）
虎　磐（中国人民解放军联勤保障部队第九二〇医院）

译者（按姓氏拼音字母排序）

陈丽晶（云南省昆明市官渡区人民医院）
陈佳颖（海军军医大学附属东方肝胆医院）
房　烨（中国人民解放军联勤保障部队第九二〇医院）
何　亮（昆明市延安医院）
和晓韵（云南省第一人民医院）
洪英才（中国人民解放军联勤保障部队第九二〇医院）
金　华（云南省第一人民医院）
李治贵（中国人民解放军联勤保障部队第九二〇医院）
李红玉（中国人民解放军联勤保障部队第九二〇医院）
鲁　月（中国人民解放军联勤保障部队第九二〇医院）
普俊杰（中国人民解放军联勤保障部队第九二〇医院）
邱昌明（中国人民解放军联勤保障部队第九二〇医院）
邵建林（昆明医科大学第一附属医院）
思永玉（昆明医科大学第二附属医院）
陶星燃（中国人民解放军联勤保障部队第九二〇医院）
王世玉（美国哈佛医学院附属麻省总医院）
王玲玲（中国人民解放军联勤保障部队第九二〇医院）
解　群（中国人民解放军总医院第四医学中心）

向佳佳（中国人民解放军联勤保障部队第九二〇医院）
杨云丽（中国人民解放军联勤保障部队第九二〇医院）
叶　博（中国人民解放军空军特色医学中心）
赵艳花（云南省第一人民医院）
张　萍（云南省中医药大学）

译者序

妊娠期女性的机体发生了一系列生理和病理变化，为了保障腹中胎儿安全出生且提高新生儿远期存活质量，产科麻醉具有多种挑战。过去，产科麻醉医师更多关注着分娩期的管理，事实上，麻醉医师也应关注分娩前以及分娩后24～72小时这些关键时期。《产科麻醉》这本书邀请了很多知名的产科麻醉医师共同编著完成，详尽介绍了孕期各个阶段妊娠期女性的机体条件以及他们积累的临床经验，明确了麻醉医师对产科患者管理的最佳实践方式，有助于提高麻醉医师在产科领域的诊疗能力，指导意义深远，值得我们借鉴学习，这也是我们翻译本书的目的。

本书一共有11个章节，把妊娠期女性在整个围术期的管理意见都囊括在内，包括围术期手术和麻醉医师良好沟通的重要性、特殊患者如先兆子痫妊娠妇女的关注重点、产科手术麻醉方式的选择、各类麻醉药物对胎儿可能存在的远期影响、术中出血量的评估、产妇术中知晓问题、术后镇痛方案，以及超声在围术期发挥的重要作用。超声技术下评估产妇胃内容物的多少、超声引导下准确地进行椎管内麻醉等。本书介绍的内容弥补了先前产科领域麻醉管理中存在的不完善之处，明显提高了妊娠期女性及胎儿围术期的安全性，让麻醉医师在临床管理实践期间有据可寻。

本书全面回顾、更新了产科麻醉领域的一些内容，为该领域增添了新知识。正如顾问编辑李·A. 弗莱舍所说，该领域的进步也意味着产科麻醉医师角色的转变，从术中医师转变为一名能熟练掌握围产期管理方法的临床医师。在多学科合作下，致力于共同改善围产期产妇和胎儿当下及远期预后。

麻伟青　李　娜
2021年10月

编者名单

审订

李·A. 弗莱舍(LEE A. FLEISHER, MD, FACC),医学博士,美国心脏病学会和美国心脏协会成员
美国宾夕法尼亚州费城,宾夕法尼亚大学附属佩雷尔曼医学院,麻醉与重症医学科主任,罗伯特·D. 德里普斯终身教授

主编

奥妮·C. 奥诺哈(ONYI C. ONUOHA, MD, MPH),医学博士,公共卫生硕士
美国宾夕法尼亚州费城,宾夕法尼亚大学附属佩雷尔曼医学院,麻醉与重症医学科,临床麻醉学助理教授

罗伯特·R. 盖泽(ROBERT R. GAISER, MD),医学博士
美国肯塔基州,列克星顿肯塔基大学附属医院,麻醉科主任、教授

作者

克里斯丁·阿佐拉(CRISTIAN ARZOLA, MD, MSc),医学博士,理学硕士
加拿大安大略省多伦多市,多伦多大学附属西奈山医院,麻醉与疼痛医学科

艾米丽·J. 贝尔德(EMILY J. BAIRD, MD, PhD),医学博士
美国俄勒冈州波特兰市,俄勒冈健康科技附属医院,麻醉与围术期医学科助理教授,住院医师教育和奖学金项目主任助理

柯蒂斯·L. 贝辛格(CURTIS L. BAYSINGER, MD),医学博士
美国田纳西州纳什维尔市,范德比尔特大学医学中心麻醉科教授

布兰登·卡瓦略(BRENDAN CARVALHO, MBBCh, FRCA),外科医学学士,英国皇家麻醉学院院士
美国加利福尼亚州,斯坦福大学医学院,麻醉、围术期与疼痛医学科教授

约瑟·C. A. 卡瓦略(JOSE C. A. CARVALHO, MD, PhD, FANZCA, FRCPC),澳大利亚新西兰麻醉学院会员,医学博士,加拿大皇家内科医学院院士
加拿大安大略省多伦多市,多伦多大学附属西奈山医院,麻醉与疼痛医学科,妇产科

安玛莉·德·蒂娜(ANNEMARIA DE TINA, MD, FRCPC),医学博士,加拿大皇家内科医学院院士
马萨诸塞州波士顿市,布列根和妇女医院,麻醉、围术期与疼痛医学科,产科麻醉临床研究员

奈琳·K. 达利瓦尔(NERLYNE K. DHARIWAL, MD),医学博士
美国乔治亚州亚特兰大市,埃默里大学附属医院,麻醉科住院医师

罗伯特·R. 盖泽(ROBERT R. GAISER, MD),医学博士
美国肯塔基州莱克星顿市,肯塔基大学附属医院,麻醉科主任、教授

纳撒尼尔·许(NATHANIEL HSU, MD),医学博士
美国宾夕法尼亚州费城,宾夕法尼亚大学附属医院,麻醉与危重症医学科

斯蒂芬妮·林(STEPHANIE LIM, MD),医学博士
美国加利福尼亚州旧金山市,加州大学旧金山分校医学院,麻醉与围术期医学科,产科麻醉部门临床助理教授

布兰登·M. 洛佩兹(BRANDON M. LOPEZ, MD),医学博士
美国佛罗里达州盖恩斯维尔市,佛罗里达大学医学院,麻醉科助理教授

詹妮弗·卢赛罗(JENNIFER LUCERO, MD),医学博士
美国加利福尼亚州旧金山市,加州大学旧金山分校医学院,妇产和生殖遗传学科,麻醉及围术期医学科,产科麻醉学部助理教授

格雷特·C. 林德(GRANT C. LYNDE, MD, MBA),医学博士,工商管理学硕士
美国乔治亚州亚特兰大市,埃默里大学,麻醉科副教授、实践和流程改进主任

艾米丽·麦奎德-汉森(EMILY McQUAID-HANSON, MD),医学博士
美国马萨诸塞州波士顿市,哈佛医学院附属麻省总医院,麻醉、危重症与疼痛医学科讲师

奥妮·C. 奥诺哈(ONYI C. ONUOHA, MD, MPH),医学博士,公共卫生硕士
美国宾夕法尼亚州费城,宾夕法尼亚大学附属佩雷尔曼医学院,麻醉与危重症医学科临床麻醉学助理教授

阿尔温德·普兰妮塞米(ARVIND PALANISAMY, MD, FRCA),医学博士,英国皇家麻醉学院院士
美国马萨诸塞州波士顿市,哈佛医学院附属布列根和妇女医院,麻醉、围术期与疼痛医学科麻醉学助理教授

梅·C. M. 派-史密斯(MAY C. M. PIAN-SMITH, MD),医学博士
美国马萨诸塞州波士顿市,哈佛医学院附属麻省总医院,麻醉、危重症与疼痛医学科副教授,质量安全部门负责人

迈克尔·G. 理查德(MICHAEL G. RICHARDSON, MD),医学博士
美国田纳西州纳什维尔市,范德比尔特大学医学中心麻醉科副教授

凯特琳·杜利·萨顿(CAITLIN DOOLEY SUTTON, MD),医学博士
美国加利福尼亚州,斯坦福大学医学院,麻醉、围术期与疼痛医学科研究员

希拉格·塔拉提(CHIRAAG TALATI, MBBS, BSc (Hons), FRCA),临床医学学士,理学学士(荣誉),英国皇家麻醉学院院士
英国伦敦霍默顿街,霍默顿大学医院 NHS 基金会麻醉科

序

产科学中的麻醉医师：不仅仅局限于硬膜外麻醉和剖宫产中的麻醉管理

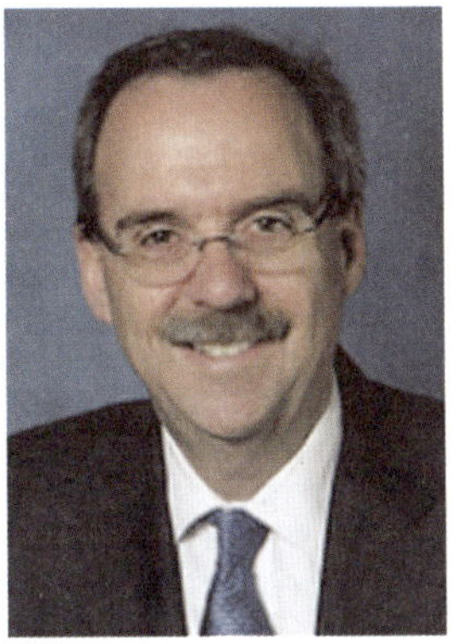

李·A. 弗莱舍(Lee A. Fleisher)，医学博士，美国心脏病学院会员，顾问编辑

麻醉学正朝着围术期医学方向发展。过去，产科麻醉医师仅仅关注分娩期，但事实上麻醉医师也应关注分娩前及分娩后24～72小时这些关键时期。为了进一步提高我们在产科领域中的管理能力，本书已经扩展了该领域的内容，把以上时期都包括在内，还纳入了一篇关于麻醉对生长发育中胎儿的影响的文章。这一系列的文献、研究，明确了麻醉医师对产科患者管理的最佳实践方式，有助于提高麻醉医师的诊疗能力。

该主题是由身为医学博士、教育学硕士的罗伯特·R. 盖泽(Robert R. Gaiser)提出的，他是这个领域的思想领袖及本专题先前的编辑，是肯塔基大学的麻醉学教授和主席，是产科麻醉和围产期学会的前任会长，也是产科麻醉的奠基人。他不仅是一名教育学家，还是麻醉学住院医师审查委员会的主席和美国麻醉学委员会成员。他邀请了前同事奥妮·C. 奥诺哈(Onyi C. Onuoha)——宾夕法尼亚大学的医学博士、公共卫生硕士，协助他完成这个专题。奥诺哈博士已经完成了产科麻醉的专科培训，重点关注的是产科麻醉管理的质量改进及教育工作。他们召集了一群杰出的临床医师作为该书作者，向我们传授该领域当前最佳的诊疗策略。

李·A. 弗莱舍，医学博士
美国心脏病学会和美国心脏协会成员
宾夕法尼亚大学佩雷尔曼医学院
美国宾夕法尼亚州费城
云杉街3400号杜勒斯街680号
邮编：19104
E-mail：Lee.Fleisher@uphs.upenn.edu

前　言

迎接产科麻醉的新阶段

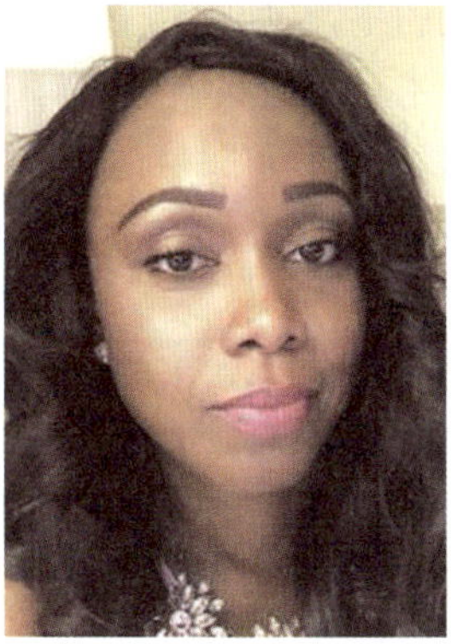

奥妮·C. 奥诺哈(Onyi C. Onuoha),医学博士,公共卫生硕士,编辑

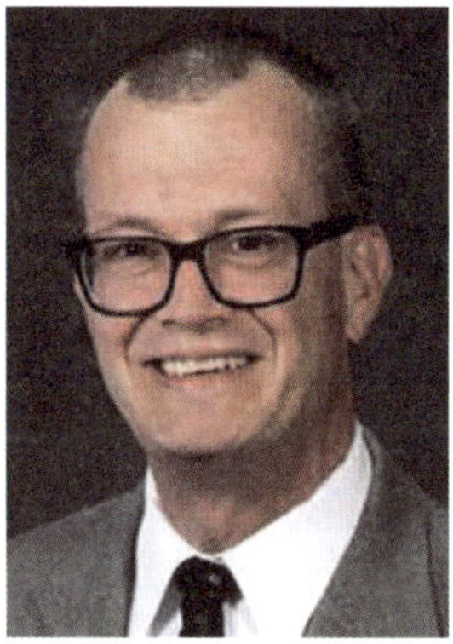

罗伯特·R. 盖泽(Robert R. Gaiser),医学博士,编辑

美国研究生医学教育认证委员会对产科麻醉学的认证,是产科麻醉发展的下一个阶段。在得到认证之前,该领域相关的学术、教育和研究成果数量已经相当可观,临床实践也解决了很多与高危妊娠相关的麻醉,妊娠相关疾病的并发症、早产、分娩镇痛进展、无创技术在分娩中的应用、剖宫产术后镇痛、患者安全、胎儿发育和新生儿学的进展等有关的问题。专业的认证,可向医护人员介绍相关的知识结构、制订出国家标准,为产科麻醉领域的后续研究提供更多发展和创新的机会。

提倡努力教育下一代医护人员的是一群专业的临床医师和研究人员,他们还在不断地进行新颖的循证医学研究,致力于解决那些具有挑战性的临床问题——从产妇的初级诊疗到使用无创尖端技术改善产妇的诊疗策略。随着产科人群结构的变化,产科麻醉领域还在不断发展。该领域的进步也意味着产科麻醉医师角色的转变,从术中专家转变为一名能熟练掌握围术期管理方法的临床医师。在多学科融合的背景下,与护士、产科医师、新生儿医师和其他多学科专家达成良好合作。

幸运的是,我们有这样一个才华横溢的专家小组,不断解决了产科麻醉的相关问题，为临床麻醉学的这一领域做出了巨大贡献。本书全面回顾、描述和更新了产科麻醉领域的一些内容，为该领域增添了新知识，致力于改善围产期间产妇和胎儿的结局。本书还介绍了一些颇有争议的专题，比如神经认知结局与孕晚期产妇接受全身麻醉之间是否有联系、连续硬膜外输注与程序化硬膜外间断给药分娩镇痛效果的比较、分娩患者是否可以使用一氧化二氮、体外倒转术的手术方式和麻醉方法，以及关于剖宫产患者术中倾斜角度和饱胃处理的研究进展。此外，更新的内容还包括了一些在不断发展变化的主题，如先兆子痫患者的管理方法，产科出血的预防和管理方法，以及剖宫产术后最佳的疼痛管理方法。另外，本文中还介绍了产科麻醉学的未来发展方向，超声在产科麻醉领域的应用以及讨论/汇报对围产期病情沟通的促进作用。显然，这个专题表明了麻醉医师在产科诊疗中有多种作用。

衷心感谢所有对本书做出贡献的人，感谢他们愿意在繁忙的工作之余还投入大量时间和精力来撰写本书。此外，特别感谢宾夕法尼亚大学佩雷尔曼医院的麻醉科主任兼本书的审订者——李·A. 弗莱舍(Lee A. Fleisher)博士，感谢他一直以来的支持、指导和投入，推动了住院医师的教育和研究进展。虽然他不是一名产科麻醉医师，但他对专业和学术的追求、奉献精神鼓舞了我们，激发我们的动力，使我们成为更全能的围术期临床医师，以造福患者，保障患者的围术期安全。

奥妮·C. 奥诺哈，医学博士，公共卫生硕士
美国宾夕法尼亚大学佩雷尔曼医学院麻醉与危重症科
美国宾夕法尼亚州费城
云杉街 3400 号杜勒斯街 680 号
邮编：19104
E-mail：Onyi.Onuoha@uphs.upenn.edu

罗伯特·R. 盖泽，医学博士
美国肯塔基州列克星敦大学麻醉科
邮编：40506
E-mail：robert.gaiser@uky.edu

目　录

1. 硬膜外分娩镇痛：持续泵注技术与程控间歇脉冲注入技术的比较

奥妮·C. 奥诺哈

关键词

- 椎管内镇痛 • 分娩 • 硬膜外 • 联合蛛网膜下腔—硬膜外腰硬联合(CSE)
- 自动泵 • 持续硬膜外输注(CEI) • 程控硬膜外间歇脉冲注入技术(PIEB)
- 患者自控硬膜外镇痛(PCEA)

关键点

- 与目前传统的连续泵注技术相比,程控硬膜外间歇脉冲注入技术(PIEB)技术作为分娩镇痛维持模式可带来更多的益处;
- 多项研究表明,PIEB 技术具有多项优点,包括使用较少的局麻药和阿片类药物,较少爆发性疼痛的发生,提高了患者满意度,以及较低的运动阻滞和阴道器械助产发生率;
- 为了加强间歇给药技术在临床中的应用,需要将先进的泵注技术与微调合适的算法相结合,以确定容量、速率、时间间隔和药物浓度的最佳组合方式;
- 需要进行更多的研究来持续证明,间歇给药技术能优化分娩镇痛,改善母婴预后。

引言：分娩镇痛

虽然一度存在争议,但目前麻醉医师、产科医师和患者在分娩时首选椎管内阻滞镇痛技术,美国等发达国家几乎已将这些方式确立为应对分娩疼痛的标准。椎管内阻滞技术的应用,如硬膜外和腰硬联合(CSE)阻滞镇痛,已被证明是分娩镇痛最有效的方式[1]。椎管内阻滞不仅能为产妇提供良好的镇痛,如需剖宫产,

---

美国宾夕法尼亚州费城杜勒斯 6 号云杉街 3400 号,宾夕法尼亚大学附属佩雷尔曼医学院,麻醉与重症医学科,邮编：19104
邮箱：Onyi.Onuoha@uphs.upenn.edu

还可提供满意的麻醉[2,3]。

根据更新的分娩镇痛指南,以及美国麻醉医师协会(ASA)标准与实践规范委员会在2016年的建议,镇痛技术的选择取决于患者自身情况、麻醉风险因素、产科风险因素、患者偏好、产程进展和现有的医疗设备资源。医疗资源充分时,分娩镇痛的选择中应提供椎管内阻滞技术,目的是为产妇提供充分镇痛的同时带来最小的运动阻滞(例如使用低浓度的局部麻醉药,酌情使用阿片类药物)[4]。指南建议使用低浓度的局部麻醉药和阿片类药物可以引起尽可能少的运动阻滞。在蛛网膜下腔阻滞的局麻药中可加入阿片类药物以延长镇痛时间和改善镇痛质量。如果预计分娩持续时间长于所选择的蛛网膜下腔阻滞药物的作用时间,或者存在剖宫产的可能性,则应考虑放置导管[4]。CSE技术可提供有效且快速的分娩镇痛。患者自控硬膜外镇痛(PCEA)为分娩镇痛的维持提供了一种有效且灵活的方法。PCEA的应用可能优于以固定速率持续注入的硬膜外镇痛模式,因为PCEA可减少麻醉干预和局麻药的剂量。PCEA可与背景输注一起使用,也可不使用[4]。

在北美和欧洲的许多机构中,椎管内阻滞分娩镇痛是将局麻药和阿片类药物应用于硬膜外或者CSE技术为基础开展的。维持方案从临床医师手动给药发展到单一持续注入,再到后来的患者自控泵注。PCEA联合或不联合背景剂量的持续硬膜外输注(CEI)是目前最常用的技术[5]。目前的维持方案包括使用自动硬膜外泵,通过硬膜外导管将局麻药与阿片类药物注入。考虑到大多数分娩镇痛的提供者支持使用椎管内镇痛分娩,那么优化维持分娩镇痛的各项技术就至关重要了。

本文就CEI和PIEB技术在分娩镇痛中的应用作一综述。此外,还将讨论每种技术的临床意义和遇到的挑战,以及当前的争议和进一步研究的方面,最大限度地将这些镇痛模式应用于分娩疼痛。

分娩镇痛的维持

一旦使用硬膜外或CSE技术实施了分娩镇痛,可以通过CEI或PIEB维持镇痛[1],而PCEA可作为补充(表1-1)。

持续硬膜外输注(CEI)

在过去,CEI与麻醉医师手动间歇给药或单独使用PCEA相比,具有更稳定、更平稳的镇痛效果,提高了患者满意度,并减少了麻醉医师的工作量[6]。因此,传统的硬膜外分娩镇痛的方案是通过CEI模式联合应用局麻药和阿片类药物,在爆发性疼痛时加用PCEA[7]。然而,CEI在分娩镇痛维持中的作用在过去十年

表 1－1 结果和临床意义

<table>
<tr><th>技术</th><th>优　点</th><th>临 床 意 义</th></tr>
<tr><td rowspan="3">PIEB＋
PCEA</td><td>1. 局麻药总用量↓
2. 阿片类药物总量↓
3. 运动神经阻滞↓
4. 阴道助产率↓
5. 爆发性疼痛(对额外的 PCEA/医师手动推注的需求减少)↓
6. 患者满意度↑</td><td>运动神经阻滞↓
全身吸收↓，因此胎儿呼吸抑制风险↓
产钳和胎头吸引阴道分娩的发生率↓
器械分娩的不良反应(括约肌撕裂、大便失禁、胎儿损伤、产后疼痛)↓
产妇满意度↑
临床医师在繁忙的产房的工作量↓
可能再次选择分娩镇痛
可能会向朋友推荐该机构</td></tr>
<tr><td colspan="2">缺点(手动推注或单独应用 PCEA)</td></tr>
<tr><td>1. 需要频繁地提供干预
2. 阻滞与无痛间歇的消长
3. 大剂量给药的安全性</td><td>[a]PIEB 设置不佳或者手动推注→产妇满意度↓，医师工作量↑
对于潜在的药物毒性持续输注比手动给药更安全→发生不良反应的风险↑(如局麻药中毒，高位脊麻或全脊麻)</td></tr>
<tr><td rowspan="4">CEI＋
PCEA</td><td colspan="2">优点(与手动推注或单独应用 PCEA)</td></tr>
<tr><td>1. 更持续的镇痛，产妇更顺畅的镇痛体验
2. 较少的医疗干预
3. 麻醉医师工作量↓</td><td>[a]在 PIEB 出现以前，CEI 与手动间歇推注或单纯 PCEA 比较</td></tr>
<tr><td colspan="2">缺点</td></tr>
<tr><td>1. 感觉阻滞效果随时间减退
2. 需要频繁补救给药
3. 大容量局麻药引起广泛的运动神经阻滞↑(局麻药单位时间消耗量↑)
4. 阴道器械助产率↑</td><td>较高输注速率或定期加注量的需求↑
患者满意度↓，医师工作量↑
骨盆肌紧张，胎头内转困难↓
器械助产分娩的不良反应↑(括约肌撕裂、大便失禁、胎儿损伤、产后疼痛)</td></tr>
</table>

以上内容基于大多数的研究。

↑(增加)，↓(减少)，→(导致)。

a 在 PIEB 技术出现之前，与手动间歇推注或单纯的 PCEA 进行比较。

受到了数项研究的挑战，研究指出它与较大的局麻药用量和频繁的需要补救给药有关[7,8]。为了减少补救给药而增加给药频率，又会加重产妇的运动神经阻滞，进而增加了器械助产和肩难产的发生率[7,8]。持续的硬膜外输注也可能引起阻滞效果逐渐消退，从而导致镇痛失败和医师工作量增加[9]。尽管一些研究已经提出了替代模式—PIEB 技术，但由于尚未普及 PCEA 联合硬膜外间隙脉冲输

注(intermittent epidural boluses, IEBs)技术，目前 CEI 仍然是大多数机构中的主流方案。

程控硬膜外间歇脉冲注入技术(PIEB)

PIEB 技术是一种在预定时间间隔下自动把固定剂量药物注入硬膜外腔的技术。PIEB 可单独作为 CEI 的替代方案，也可以作为 PCEA 技术的背景剂量[5]。若干比较 PIEB + PCEA 技术和 CEI + PCEA 技术的研究表明，自动间歇给药技术普遍优于连续输注技术，以更少的药物用量提供同等甚至更好的镇痛效果[10]。这种镇痛维持技术减少了运动神经阻滞，从而减少了器械助产率[1]。

然而，造成这种差异的确切机制尚不完全清楚[10]。但一些可能的机制已经被提出来支持硬膜外间歇给药比连续输注更有优势。冰冻切片机尸体解剖切片技术显示，在高注射压力下注入大容量液体，液体在硬膜外间隙、椎间孔以及神经鞘内的扩散分布更均匀[11]。这说明在硬膜外腔注入液体时，单次注入比连续输注液体分布更均匀[11]。此外，与主要通过近端单个小孔的连续注入相比，相同容量的药液通过多孔导管的硬膜外注入可能带来更广泛的感觉阻滞[12]。然而，目前的临床数据显示出一些混合的结果，未证明但也未证伪通过间歇给药使麻醉药液扩散更广泛是减少镇痛药物用量的主要机制[10]。此外，卡波尼亚(Capogna)等人[1,8]试图描述间歇或持续注药神经阻滞的药物动力学差异，这可能有助于解释先前的研究结果。镇痛和运动阻滞是由局麻药沿扩散梯度从神经外间隙进入神经而产生的。随着时间的推移，达到平衡或稳定状态，当神经内药物浓度超过神经外药物浓度，也就是扩散梯度反转时，神经阻滞作用就消失了。如果间断给予低浓度的局麻药，由于神经内局麻药总量不足，不太可能阻断运动纤维(粗而长的节间纤维)。然而，持续注入局麻药时，神经外药液浓度持续高于神经内的同时，神经内药物总浓度也增加，从而达到运动神经纤维阻滞的阈值。

PIEB 技术相对较新，在过去 10 年中少有研究[7]。最近随着软件技术的不断发展，可以通过 PIEB 技术来实现硬膜外维持用药的自动化管理，在临床中应用专用泵的给药技术进行药液维持管理[7]。由于缺乏自动化的泵来推进联合给药模式(定时给药联合 PCEA)，单一的持续输注模式一直被沿用至今。此外，大部分随机研究表明，在研究过程中对每位产妇应用了双泵系统的 PIEB 技术，这并不能完全等同于能提供两种输注模式的单泵系统。而这种双泵系统的有效性为研究人员提供了将这种新的维持技术与目前临床实践中实际使用的泵技术进行比较的机会。

这类新泵能够在更高的速度下给药，并且在 PIEB 间隔和 PCEA 锁定间隔之间有不同的相互作用。因此，使用这些新泵的结果可能与以往的研究不同[7]。使用旧的软件，最大输注速率为 175 mL/h。新软件允许标准管道的速率达到

250 mL/h，特殊高流量管道的最大流速可达到 500 mL/h[7]。另外，使用双泵系统时，PIEB 的锁定期与 PCEA 的锁定期互不干扰。而使用单泵给药需确保选择 PCEA 或 PIEB 锁定时间作为 PIEB 和 PCEA 注药的时间间隔。程控硬膜外间断给药自动化系统被认为结合了手动推注和联合输注的优点。[1]

补充：患者自控硬膜外镇痛(PCEA)

PCEA 是一种补充技术，患者在镇痛减退和疼痛恢复时可以不定期地注入硬膜外药物[8]。事实证明，它可以减少需要医师进行补救的爆发性疼痛，在不影响镇痛效果的前提下减少局麻药的用量，提高分娩过程中产妇的自主性和满意度[13]。产妇的文化背景、宣教和对效果的预期值影响这一技术的有效性[8]。麻醉医师通过在疼痛恢复之前给予麻醉药物以防止疼痛的再次发生来维持分娩镇痛。因此，除了 PCEA 补充镇痛外，还经常使用持续或定时给予麻醉药物的持续镇痛 CEI 或 PIEB，前者主要针对爆发性疼痛。最近的研究探讨了维持硬膜外分娩镇痛的最佳技术，包括使用 PCEA 作为补充镇痛。因能缓解爆发性疼痛，PCEA 成为除了 PIEB 和 CEI（最近研究中使用双泵系统）外最常用的技术[1,5,7,10,12,13]。2009 年哈尔彭（Halpern）和卡瓦略（Carvalho）[14] 比较了 7 个包括有背景输注和无背景输注的 PCEA 随机临床试验。与有背景输注的产妇相比，虽然单独使用 PCEA 的产妇局麻药的用量减少，但其他结果，如产妇镇痛、产妇满意度、临床医师工作量、临床医师计划外干预、运动阻滞，无明显改善[14]。尽管 2007 年塞泽尔（Sezer）和古乃丁（Gunaydin）证明[15]，单独应用 PCEA 能提供满意的镇痛维持，但把这种模式作为足够的、最佳的分娩镇痛维持方案尚未达成共识。

当前的证据和文献综述：一些有潜力的研究

在过去的十年中，有几项研究试图探索两种维持技术在分娩镇痛中的效果。这些研究包括从随机对照试验到荟萃分析和基于回顾性研究。以下章节回顾了近期一些开创性研究。

王(Wong)和他的同事(2006)

2006 年王和同事[12] 比较了 126 例单胎妊娠的健康足月产妇（每组 63 例）的数据，其中分娩镇痛开始时采用 CSE 技术（布比卡因 1.25 mg + 芬太尼 15 μg + 硬膜外测试剂量：利多卡因 45 mg + 肾上腺素 15 μg），随后，1 组采用 PIEB（从蛛网膜下腔注药 45 分钟后开始每 30 分钟硬膜外给药 6 mL）+ PCEA，2 组采用 CEI（从蛛网膜下隙注药 15 分钟后开始以 12 mL/h 速率硬膜外持续输注）+ PCEA（使用双泵系统）。主要的结果差异是每小时注入的布比卡因剂量不同。结果显示，即使控制了 PIEB 组每小时给予的布比卡因的基础剂量，与 CEI 组（12.3 mg/h）相比，PIEB 组（10.5 mg/h）每小时所给予的布比卡因剂量的中位数相对较低（$P<0.01$）。与 CEI 组相比，PIEB 组每小时输注芬太尼剂量的中位数也较少。PIEB 组中需要人工补救加药的受试者数量、每个受试者需要人工补救加药的次数以及补救加药时给予的布比卡因剂量都较少。有趣的是，尽管布比卡因用量减少，但每小时视觉模拟疼痛评分（VAPS）测量的分娩疼痛值、首次 PCEA 需求的时间、需求的次数以及 PCEA 中布比卡因的剂量在两组之间并无明显差异。与 CEI 组相比，PIEB 组受试者对疼痛管理的满意度更高。

总结

研究人员得出结论，与 CEI + PCEA 组相比，PIEB + PCEA 组布比卡因用量更少，受试者满意度更高，而分娩镇痛效果相同。这种差异在产程延长的受试者中更明显。

费蒂斯（Fettes）和他的同事（2006）

2006 年费蒂斯和同事[9]比较了 40 名 ASA Ⅰ～Ⅱ级的足月初产妇，在随机双盲试验中，分娩镇痛开始时，硬膜外腔注入 0.2%的罗哌卡因 15～20 mL，直到疼痛消失并双侧感觉阻滞达到 T10。随后，受试者随机通过以下一种方式注入罗哌卡因 2 mg/mL + 芬太尼 2 μg/mL：

1. 持续输注（对照组，立即开始，输注速度为 10 mL/h）；
2. 间歇给药（研究组，30 分钟后开始，以 2 mL/min 的速率每小时注入 10 mL）

这项研究的主要目的是研究第一产程镇痛的效果。与间歇给药组相比，持续输注组的患者需要 3 倍以上的硬膜外药物剂量来维持镇痛效果（$P = 0.02$）。与持续输注组相比，间歇给药组的罗哌卡因平均剂量显著低于持续给药组（64.3 mg 与 72.7 mg，$P<0.01$）；间歇给药组连续有效镇痛时间（至首次补救给药的时间）较长（$P<0.02$）。两组的感觉阻滞和运动阻滞无明显差异。

总结

研究人员得出结论，间歇给药技术能够以更少的补救给药和用药总量维持相似的疼痛评分，且效果更令患者满意。虽然，在疼痛评分（主要监测指标）、感觉阻滞或运动阻滞方面两组并无差异。

利奥（Leo）和他的同事（2010）

2010 年利奥和同事[13]招募了 62 名单胎妊娠的健康足月初产妇，使用 CSE 技术启动分娩镇痛（罗哌卡因 2 mg + 芬太尼 15 μg + 硬膜外导管注入 1.5%利多卡因 3 mL）。随后，受试者随机接受麻醉药物：0.1%罗哌卡因 + 芬太尼 2 mg/mL，

1 组 PCEA + 持续注入组（PCEA + BI 组，蛛网膜下腔阻滞后立即开始硬膜外持续给药，5 mL/h），另一组 PCEA + 自动间歇给药组（PCEA + AMB 组，蛛网膜下腔阻滞后 30 分钟开始给药，5 mL/h）。主要的观察指标是需要医师补救给药进行处理的爆发性疼痛的发生率。次要结局指标包括时间加权的局麻药用量、产妇满意度评分和 CSE 后有效镇痛的持续时间。需要医师进行处理的爆发性疼痛的发生率在两组中并无明显差异。尽管样本量较少，无统计学意义，但 PCEA + AMB 组与 PCEA + BI 组相比，发生爆发性疼痛时宫颈扩张长度的中位数较大。而 PCEA + AMB 组罗哌卡因的每小时用药量（包括维持剂量、受试者自控剂量和医师给药剂量）（均数，7.6 mL，标准差 = 3.2）显著低于 PCEA + BI 组（均数，9.3 mL，标准差 = 2.5，$P<0.001$）。且与 PCEA + BI 组（104 分钟）相比，PCEA + AMB 组（268 分钟）CSE 后首次患者自控给药平均时间显著延长（$P<0.001$）。两组产妇的平均产程时间相近。研究认为，PCEA + AMB 组产妇对分娩镇痛的总体满意度优于 PCEA + BI 组（$P<0.001$）。

总结

研究人员得出结论，与 PCEA + BI 相比，PCEA + AMB 组除了镇痛药物用量减少以外，还提供了更高的产妇满意度和更长的有效镇痛持续时间。然而，研究人员并未在需要医师处理的爆发性疼痛发生率（主要研究指标）中发现差异。

卡波尼亚（Capogna）和他的同事（2011）

2011 年卡波尼亚和同事[1]对 145 名健康、足月初产妇进行随机、双盲、对照研究，分娩镇痛由硬膜外负荷剂量注入开始，该负荷量为 0.0625%左旋布比卡因 20 mL + 舒芬太尼 10 μg，随后每个产妇随机接受维持剂量：（1）PIEB + PCEA 组（在负荷剂量后 60 分钟开始，0.0625%左旋布比卡因 + 0.5 μg/mL 舒芬太尼）；（2）CEI + PCEA 组（在负荷剂量后立即开始，速率为 10 mL/h），均采用双泵系统。PCEA 被设置为每次 0.125%左旋布比卡因 5 mL，锁定间隔为 10 min，每小时最大给药量为 15 mL。主要观察指标是运动阻滞的发生率，次要观察指标为阴道器械助产率。与 CEI + PCEA 组（37%）比较，PIEB + PCEA 组产妇在产程中宫颈完全扩张时运动神经阻滞的发生率较低（2.7%）（$P<0.001$）。此外，CEI + PCEA 组受试者发生运动神经阻滞的时间要早于 PIEB + PCEA 组。在宫口完全扩张时发生运动神经阻滞与器械助产率增加有关（胎头吸引辅助，$P=0.002$，OR：230，CI 8 – 889）。然而，两组的剖宫产率没有差异。与 CEI + PCEA 组相比，PIEB + PCEA 组左旋布比卡因 + 舒芬太尼总用量、需要额外 PCEA 给药的受试者数量和每名受试者使用 PCEA 的平均次数都较低（$P<0.001$）。两组每小时评估分娩疼痛的 VAPS 评分的统计结果相似。

总结

研究人员得出结论，与 CEI 技术相比，PIEB 技术可降低产妇的运动阻滞发生率（主要终点）和阴道器械助产率。

王和他的同事(2011)

2011 年王和同事[10]在一项随机、双盲研究中比较了 190 名健康、足月初产妇，旨在量化最佳给药量和给药间隔的组合，该研究中分娩镇痛由 CSE 开始，蛛网膜下腔给予布比卡因 1.25 mg + 芬太尼 15 μg，并通过硬膜外导管给予试验剂量（利多卡因 45 mg + 肾上腺素 15 μg）。随后，受试者随机分为 3 个 PIEB 组，硬膜外维持方案为 0.625 mg/mL 布比卡因 + 1.95 μg/mL 芬太尼，在蛛网膜下腔给药后 30 分钟开始第一次注入。1 组为每 15 分钟给药 2.5 mL(2.5/15)，2 组为每 30 分钟给药 5 mL(5/30)，3 组为每 60 分钟给药 10 mL(10/60)。将第二个 PCEA 泵设置为，每次注入 5 mL，锁定间隔为 10 分钟，每小时最大给药量为 15 mL，没有基础注入剂量。主要观察指标为分娩镇痛中每小时布比卡因的用量。结果显示，随机分为 10/60 组的受试者布比卡因的用量（中位数为 8.8 mg）低于 2.5/15 组(10.4 mg)和 5/30 组(10.0 mg)，$P = 0.005$。每小时芬太尼的用量在各组之间无差异。各组受试者在 PCEA 的使用、手动注入药物处理爆发性疼痛的次数、第一次使用 PCEA 或手动推注的时间以及对分娩镇痛的满意度等方面比较均无差异。受试者头侧温度觉缺失范围和各个节段对 Von Frey 导丝的压力感觉阈值也无差异。

总结

研究人员得出的结论是，将 PIEB 间隔时间从 15 分钟延长至 60 分钟，单次给药量从 2.5 mL 增加至 10 mL，减少了布比卡因总量，但不降低受试者满意度。他们还指出，尽管较长时间间隔大容量给药导致的布比卡因用量少于较短时间间隔小容量给药，但当使用导致最小或无运动阻滞的低浓度药液时，布比卡因消耗量的差异不具有临床相关性。

乔治(George)和他的同事(2013)

2013 年乔治和同事[16]对 9 个随机对照试验进行了系统评价，这些试验涉及 694 名受试者，比较了 IEB 与当前标准 CEI（使用或不使用 PCEA）的效果[16]。基于 CEI 可能由于大剂量局麻药的使用导致深度的运动阻滞和器械助娩的假设，主要的结局指标包括受试者满意度、是否需要麻醉干预、产程进展以及接受硬膜外镇痛的健康产妇的分娩方式。次要结局指标为运动神经阻滞程度、感觉神经阻滞程度、首次麻醉干预时间、每小时局麻药用量、产妇的不良反应、新生儿 1 分钟和 5 分钟的 Apgar 评分以及脐动静脉血 pH 值。两种局部麻醉分娩技术在总产程用时相似，但 IEB 的第二产程时间明显缩短（缩短多达 22 分钟）。IEB 的应用虽只带来局麻药用量的轻微减少，但仍具有统计学意义（标准差 MD，布比卡因每小时减少 1.2 mg；95%CI[－2.2，－0.3]）。IEB 和 CEI 的剖宫产率（OR，0.87；95% CI[0.56，1.35]）、产程时间（MD，－17 mins；95% CI[－42，7]）、麻醉干预需求（OR，0.56；95%CI[0.29，1.06]）并无显著差异。IEB 组中产妇满意度（VAPS 评分）较高（MD 7.0 mm，95% CI[6.2，7.8]）。

总结

研究人员得出结论，目前的证据表明 IEB 可以略微减少局麻药的使用，并提高产妇的满意度。器械助产率、麻醉干预率和产程时间都有很宽的可信区间，尚不能得出明确的结论。IEB 仍有可能增加器械助产率和增加对麻醉的需求。

麦肯齐（McKenzie）和他的同事（2016）

2016 年麦肯齐和同事[5]对一所大学的医学机构在引入 PIEB 之前和之后采用椎管内镇痛的经阴道分娩的电子病历进行了回顾性研究。分娩镇痛开始时：(1) 硬膜外腔注入 0.125%布比卡因 15 mL＋舒芬太尼 10 μg，或者(2) CSE 技术，蛛网膜下腔注入布比卡因 2.5 mg＋舒芬太尼 5 μg。2014 年 10 月，分娩镇痛的维持技术分为(1) CEI(0.0625%布比卡因＋0.4 μg/mL 舒芬太尼，12 mL/h，＋PCEA 0/12/15)，(2) PIEB(从开始注药后 30 分钟开始，每 45 分钟 9 mL，＋PCEA 0/10/10)。主要观察指标是分娩期间需要临床医师紧急镇痛的比例。次要指标包括分娩过程中的平均和最高口述疼痛评分、需要临床医师紧急镇痛的次数、需要临床医师紧急镇痛的药物总量、单侧疼痛发生率或单侧感觉阻滞平面、需要麻醉干预的低血压和分娩方式。结果显示，主要观察指标有显著差异，PIEB 组在分娩期间需要临床医师紧急椎管内给药的产妇较少（12%比 19%，$P=0.012$）。两组患者在硬膜外置管后首次需临床医师紧急镇痛的时间、接受临床医师紧急镇痛的次数和给予的紧急镇痛总剂量均无差异。CEI 组单侧阻滞率为 5.4%，PIEB 组为 1.8%（$P=0.021$）。两组的分娩方式并没有差异。

总结

研究人员结论，PIEB 与 PCEA 的联合使用减少了需要临床医师紧急镇痛的产妇人数（主要观察指标），同时提供与 CEI 相当的分娩镇痛。

田（Tien）和他的同事（2016）

2016 年田和同事[7]对来自一所大学医学中心的 528 名受试者进行了回顾性研究，这些受试者通过 CADD-Solis V3.0 泵（单泵）进行 PIEB 或 CEI 硬膜外分娩镇痛的维持治疗。研究评估，与 CEI 相比，PIEB 的使用是否减少局麻药的用量，减少 PCEA 的使用，减少了紧急镇痛的需求。

分娩镇痛开始方案为：0.125 mg/mL 布比卡因 + 芬太尼 2 μg/mL。

所有受试者被分为 3 组：

1. CEI 5 mL/h
2. PIEB 5 mL/h
3. PIEB 3 mL/30 mins

所有受试者均有相似的 PCEA 设置。PIEB 的给药速率设定为 250 mL/h，并且 PIEB 和 PCEA 之间的锁定间隔设定为 8 分钟，与 PCEA 锁定时间相同。主要观察指标是每小时的局麻药用量。次要观察指标是患者额外镇痛的需求、PCEA 的使用方式、运动神经的阻滞程度(Bromage 评分)和分娩方式。总体而言，三组局麻药的用量无显著差异，局麻药平均用量分别为 10.3、9.5 和 9.7 mL/h(P = 0.10)。受试者每小时需要临床医师紧急镇痛的次数和使用 PCEA 的次数无明显差异，但每小时 PCEA 的用量以及 PCEA 的使用率在各组间具有显著差异。与 CEI 5 mL/h 组相比，PIEB 3 mL/30 mins 组 PCEA 的用量较低(P = 0.04)。在每小时 PCEA 的使用率的比较中，PIEB 5 mL/h 组和 PIEB 3 mL/30 mins 组要高于 CEI 5 mL/h 组(分别为：P = 0.01，P<0.01)。在 Bromage 评分(P = 0.14)和分娩方式(P = 0.55)方面各组无明显差异。

总结

研究者通过这项回顾性研究得出结论(局限性：单中心，回顾性研究，未随机化)：使用硬膜外维持的方案(CEI 或 PIEB)与局麻药用量、分娩方式和运动神经阻滞的差异无关。

目前的争议，未来的思考

最近的多项研究表明，通过 PIEB 而不是 CEI 维持硬膜外镇痛对产妇的益处更多。在支持使用自动给药技术维持分娩镇痛的新证据出现之前，CEIs 联合 PCEA 可能是许多医院的传统分娩镇痛方法(表 1 - 1)。

在大多数研究中，PCEA 被用作 PIEB 和 CEI 模式的补救措施。然而，在没有背景剂量注入时 PCEA 本身就是一种间歇的给药技术。当作为主要镇痛方式时 PIEB 技术是否优于 PCEA，给产妇带来更多的益处，将是未来研究的方向[12]。如果联合治疗是必要的，那在研究过程中就需要使用自动泵以促进联合治疗方案的实施(定时给药 + PCEA)，因为许多研究中产妇使用的双泵系统在临床上仍然是不切实际且过于繁琐的。目前，使用单泵来评价给药技术联合 PCEA(PIEB + PCEA)技术是否比 CEI + PCEA 技术更具有效性和优越性的研究非常有限。田及其同事的一项研究，虽然是回顾性研究，但也未得出间断给药比连续输注更能获益的结论[7]。各组间尝试或给予 PCEA 的比率，以及每小时 PCEA 失败的次数(很可能作为受试者不适的替代指标)存在显著差异。比率差异可能是由于受试者接受 PIEB 频率增加，从而被锁定了而无法接受 PCEA 带来的。单位时间内接受的药物量减少可能是由于锁定时间的频率增加带来的[7]。未来单泵系统的随机前瞻性研究，作为标准的临床路径，是需要进行的。用以解决与旧泵相比不同流速和设置带来的影响，并验证无论泵如何设置，疗效是一致的。

此外，只有在局麻药剂量和浓度不同的研究中才能突显推注技术的优势。大剂量、低浓度的局麻药可以在硬膜外腔更好的扩散，产生更好的镇痛效果，从而提高患者满意度。而使用较高浓度的局麻药维持分娩，两种技术均频繁发生运动神经阻滞。然而，据费蒂斯及同事[9]的报道，PIEB 组运动阻滞发生率较低。因此，技术之间的差异可能更多的是由于剂量方案的不同而非技术本身的差异[5]。实施设立严格对照的，对标准药物剂量和浓度提供强有力证据的随机对照前瞻性研究迫在眉睫[7]。最大限度减少研究中出现混杂的结果，如组间存在的 PCEA 需求或使用，爆发性疼痛时人工按压注入的次数，第一次使用 PCEA 或人工按压注入的时间，需要医师硬膜外加药治疗的爆发性疼痛，分娩疼痛评分，运动神经阻滞，或器械助产率。尽管回顾性研究的优势在于它真实的存在于临床诊疗过程中，不同于理想化的随机对照试验，但其依赖于电子病历中对所需数据的准确而完整的记录。当前需要不同类型的研究能得到一致的结果来指导临床工作。

虽然已经证明增加药物的容量和延长给药时间间隔可减少局麻药的用量且不影响受试者满意度，但最佳 PIEB 的设置仍有待明确[7]。2011 年王及其同事[10]指出，最佳给药时间间隔和注药剂量的方案可能依赖于几个因素，例如产程持续时间、硬膜外药物的浓度和成分，以及设置的药物推注剂量。在一些研究中，程序化推注给药速率从每小时 75 mL～400 mL[9,10,13,11-19]。药物注入速率和硬膜外导管尖端设计的组合也可能对结果产生影响，因为持续输注或单次注入的速率影响硬膜外药物是通过多孔导管的一个孔还是更多的孔[20]。一项体外研究显示，当持续注入或单次注入的速率等于或小于 120 mL/h，溶液仅从最近端的孔口排出。当溶液在较高注射压力下以单次注入的形式给药时，可观察到药液可通过多孔导管的全部孔口。结合王及其同事的研究，还需进行其他的研究，以确定最佳的适用于分娩镇痛的注入容量、时间间隔和药物组合形式。未来还有必要研究药物的注入容量和给药时间间隔是否在临床中具有重要意义，是否对患者的结局产生重要影响。

除了少数研究探讨了两种技术之间的器械助产率(作为重要研究内容)差异外，大多数研究都是以比较两种技术在第一产程的作用为研究目的。卡波尼亚和同事 2011 年的研究显示了运动神经阻滞和辅助分娩率的差异，但使用比常规临床浓度更高的硬膜外药物浓度(PCEA)可能导致 CEI 组运动神经阻滞的发生率更高。器械助产率的差异或许与使用低浓度的局麻药无关。需要更多的研究来评价两种技术在第二产程中以及中转为剖宫产中的效用。基于分娩镇痛中的维持技术,将分娩镇痛转换为手术麻醉所需的局麻药用量是否有显著差异?如果需要手术麻醉,使用一种技术而不是另一种的临床意义是什么?一种技术比另一种技术更能掩盖不完全、不充分的硬膜外麻醉?依靠维持技术中使用的硬膜外导管行手术麻醉的失败率是多少?尽管本文中做的比较是为了探讨分娩镇痛的最佳硬膜外维持技术,但不可忽视的是,近年来剖宫产的发生率增加,以及高比率的硬膜外技术将应用于剖宫产的麻醉。需要更多的研究来探讨镇痛维持技术对从分娩镇痛转为手术麻醉的影响。

使用间歇给药技术减少局麻药的用量对产程较长的产妇的益处更明显[12]。初产妇或引产妇获益最多。然而,值得注意的是,大多数有临床指征的产妇被排除在研究之外,这些妇女本可以通过分娩镇痛中减少局麻药和阿片类药物的用量而获益。因此,从各种研究中得出的结论仅限于所研究的患者人群,可能不适用于临床中的所有患者。未来的研究将关注于最大限度地提高分娩镇痛效果减少对产妇和胎儿的不良反应,这对于特定的患者是有益的。这些特定的群体包括患有先天性(修复或未修复的)心脏病或妊娠期高血压、全身性疾病、病态肥胖或孕前使用慢性镇痛药物的产妇。

除孕妇外,其他一些人群也在初次手术麻醉或术后疼痛管理中使用椎管内镇痛来维持。虽然研究有限,但已对 PIEB 和 CEI 在其他外科手术(如全膝关节置换术)后的镇痛效果进行了比较。已有研究结果显示,与 CEI 组相比,PIEB 组的镇痛效果更好,但运动阻滞和不良反应两组无差异,并且 PIEB 组的紧急镇痛和疼痛评分明显降低[21]。这种维持技术在非产科手术人群中的广泛应用将在未来创造探索的新途径。

总结

接受 CEI 或 PIEB 的产妇记录的疼痛评分大部分是相似,表明这两种技术可以在大多数产妇中提供良好的分娩镇痛。虽然如此,多项研究还是支持 PIEB 技术作为一种获益更多的维持模式,包括使用较少的局麻药和阿片类药物,较少发生爆发性疼痛,较少发生运动神经阻滞带来较少的阴道器械助产率以及较高的患者满意度。大多数研究中使用了双泵系统,首先这是不实际的,其次当与临床上常用的单泵系统比较时,未考虑一些实际存在的偏倚。硬膜外程控间歇给药模式可能是一种更有效的分娩镇痛的维持模式。尽管如此,将来可能需要在实际条件下使用单泵系统进行充分有效的研究来重复和证实早期的发现;

优化 PIEB 和 PCEA 设置；在安全范围内定量理想的药物容量及给药时间间隔；优化泵的算法，以确保 PIEB 和 PCEA 配合使用中的药物容量、速率、压力和频率的正确组合串联；最重要的是，利用该技术验证重要的临床发现可以改善患者的预后。

（和晓韵　赵艳花　翻译　金华　审校）

参考文献

[1] Capogna G，Camorcia M，Stirparo S，et al. Programmed intermittent epidural bolus versus continuous epidural infusion for labor analgesia：the effects on maternal motor function and labor outcome. A randomized double-blind study in nulliparous women. Anesth Analg，2011，113(4)：826－831.

[2] Braveman FR，Scavone BM，Wong CA，et al. Obstetrical anesthesia. In：Barash PG，Cullen BF，Stoelting RK，et al，editors. Clinical anesthesia. 6th edition. Philadelphia：Lippincott Williams & Wilkins，2009，1137－1170.

[3] Afolabi BB，Lesi FE. Regional versus general anesthesia for caesarean section. Cochrane Database Syst Rev，2012，(10)：CD004350.

[4] Practice Guidelines for Obstetric Anesthesia：An Updated Report by the American Society of Anesthesiologists Task Force on Obstetric Anesthesia and the Society of Obstetric Anesthesia and Perinatology. Anesthesiology，2016，124(2)：270－300.

[5] McKenzie CP，Cobb B，Riley ET，et al. Programmed intermittent epidural boluses for maintenance of labor analgesia：an impact study. Int J Obstet Anesth，2016，26：32－38.

[6] Boutros A，Blary S，Bronchard R，et al. Comparison of intermittent epidural bolus，continuous epidural infusion and patient-controlled epidural analgesia during labor. Int J Obstet Anesth，1999，8：236－241.

[7] Tien M，Allen TK，Mauritz A，et al. A retrospective comparison of programmed intermittent epidural bolus with continuous epidural infusion using the CADDSolis v3.0 pump for maintenance of labor analgesia. Curr Med Res Opin，2016，32(8)：1435－1440.

[8] Capogna G，Stirparo S. Techniques for the maintenance of epidural labor analgesia. Curr Opin Anaesthesiol，2013，26：261－267.

[9] Fettes PDW，Moore CS，Whiteside JB，et al. Intermittent vs continuous administration of epidural ropivacaine with fentanyl for analgesia during labour. Br J Anaesth，2006，97(3)：359－364.

[10] Wong CA，McCarthy RJ，Hewlett B. The effect of manipulation of the programmed intermittent bolus time interval and injection volume on total drug use for labor epidural analgesia：a randomized controlled trial. Anesth Analg，2011，112(4)：904－911.

[11] Hogan Q. Distribution of solution in the epidural space：examination by cryomicrotome section. Reg Anesth Pain Med，2002，27：150－156.

[12] Wong CA，Ratliff JT，Sullivan JT，et al. A randomized comparison of programmed intermittent epidural bolus with continuous epidural infusion for labor analgesia. Anesth Analg，2006，102：904－909.

[13] Leo S，Ocampo Y，Lim Y，et al. A randomized comparison of automated intermittent mandatory boluses with a basal infusion in combination with patientcontrolled epidural

analgesia for labor and delivery. Int J Obstet Anesth，2010，19：357－364.
[14] Halpern SH，Carvalho B. Patient-controlled epidural analgesia for labor. Anesth Analg，2009，108(3)：921－928.
[15] Sezer OA，Gunaydin B. Efficacy of patient-controlled epidural analgesia after initiation with epidural or combined spinal-epidural analgesia. Int J Obstet Anesth，2007，16：226－230.
[16] George RB，Allen TK，Habib AS. Intermittent epidural bolus compared with continuous epidural infusions for labor analgesia：review and meta-analysis. Anesth Analg，2013，116(1)：133－144.
[17] Lim Y，Chakravarty S，Ocampo CE，et al. Comparison of automated intermittent low volume bolus with continuous infusion for labour epidural analgesia. Anaesth Intensive Care，2010，38：894－899.
[18] Sia AT，Lim Y，Ocampo C. A comparison of basal infusion with automated mandatory boluses in parturient-controlled epidural analgesia during labor. Anesth Analg，2007，104：673－678.
[19] Chua SM，Sia AT. Automated intermittent epidural boluses improve analgesia induced by intrathecal fentanyl during labour. Can J Anaesth，2004，51：581－585.
[20] Fegley AJ，Lerman J，Wissler R. Epidural multiorifice catheters function as a single-orifice catheters：an in vitro study. Anesth Analg，2008，107：1079－1081.
[21] Kang S，Jeon S，Choe JH，et al. Comparison of analgesic effects of programmed intermittent epidural bolus and continuous epidural infusion after total knee arthroplasty. Korean J Anesthesiol，2013，65(6 Suppl)：S130－131 (Letter to the Editor).

2. 产科出血的识别和管理

艾米丽 • J. 贝尔德

关键词

• 产科出血 • 子宫收缩乏力 • 输血 • 纤维蛋白原 • 重组活化因子Ⅶ • 氨甲环酸 • 血液回收

关键点

- 预防产科出血的不良结局有赖于逐步升级的干预措施，包括药理学、血液学、放射学和手术干预。
- 及时输注红细胞对于维持足够的血容量、组织氧合和有效的凝血是至关重要的。
- 伴随大量失血出现的高风险凝血障碍，产科出血救治中应尽早使用新鲜冰冻血浆。
- 纤维蛋白原可能在产科出血的诊断和治疗中具有特殊作用。
- 术中血液回收技术降低了输血的需求且风险很小。

引言

产科出血仍然是孕产妇死亡的首要原因，全球范围内死亡率均很高。在非洲和亚洲发展中国家，围产期出血占所有孕产妇直接死亡原因的 30%[1]。尽管产科学和输血医学取得一定的进展，发达国家也难以独善其身，围产期出血在英国和美国分别导致 3.4%和 11.8%的围产期死亡率[2,3]。生育能力丧失、垂体坏死、肾功能不全、凝血障碍和呼吸衰竭等并发症也与严重产科出血有关[4]。尽管子宫收缩乏力是最常见的出血原因，胎盘异常、凝血障碍和生殖道创伤也是产科出血高发病率和高死亡率的原因。

美国俄勒冈州波特兰市西南萨姆杰克逊公园路 3181 号 UH2，俄勒冈州健康科技附属医院麻醉与围术期医学科，邮编 97239
邮箱：Bairde@ohsu.edu

虽然已发现许多产科出血的相关因素，但大多数发生大出血的产妇起病隐匿。既然无法准确预测产科出血的高危人群，所有的产妇都应被视作易感人群，在整个围产期需密切评估失血量和血流动力学稳定性。制定产科特定的出血应对方案，促进药物、放射、手术和输血等干预措施的相得益彰和与时俱进，对于产科出血的成功救治至关重要。

产科出血的定义

目前全球有多种正在使用的分级定义标准（框 2-1），使得产科出血的确切定义仍未达成共识[5-7]。围产期血容量的动态变化，限制了红细胞压积（Hct）的改变用于大量失血的及时诊断。大多数国际指南依赖失血量和（或）血流动力学的不稳定来判断产科出血。在美国，传统上将阴道分娩失血超过 500 mL、剖宫产失血超过 1 000 mL 作为产科出血的定义标准。这些数值的临床意义是受到质疑的，因为这些数值仅略高于每种分娩方式的平均出血量。而且孕期血容量的明显扩张具有保护作用，使机体通常能够耐受 1 000 mL 的出血量。最近，产科

框 2-1　国际上正在使用的产科出血定义

美国妇产科医师协会指南
- 尚无单一、合适的定义[6]
- 传统定义：阴道分娩失血超过 500 mL
　　　　　剖宫产失血超过 1 000 mL

澳大利亚指南
- 阴道分娩失血超过 500 mL
- 剖宫产失血超过 750 mL

奥地利妇产科学会[6]
- 失血量达 500 mL～1 000 mL 并伴有低血容量休克症状
- 失血量超过 1 000 mL

德国妇产科学会[6]
- 阴道分娩失血超过 500 mL
- 剖宫产失血超过 750 mL

皇家妇产科学院[6]
- 失血量达 500 mL～1 000 mL
- 严重产科出血：失血量超过 1 000 mL
　　　　　　　失血量达 500 mL～1 000 mL 并伴有低血容量休克症状

世界卫生组织[5]
- 失血量超过 500 mL
- 严重产科出血：失血量超过 1 000 mL

节选自 Rath WH. Postpartum hemorrhage-update on problems of definitions and diagnosis. Acta Obstet Gynecol Scand，2011，90(5):421-428.

学、妇科学、血液学和麻醉学领域的国际专家小组提出了以下诊断标准，以识别出血不良结局风险增加的产妇：

在采取初步措施如一线宫缩剂和子宫按摩后，24 小时内活动性出血大于 1 000 mL 并且仍在继续。

虽然统一的定义将有助于比较不同国家产科出血的发生率和结局，但 24 小时内出血量达到 1 000 mL 的临床意义仍有待商榷。

产科出血的原因

产科出血是一个含义广泛的术语，指通过若干不同的途径，最终导致明显的围产期失血。传统上根据产科出血与胎儿分娩的时间关系，将产科出血的原因分为“产前”或“产后”(框 2－2)。先天性和获得凝血功能障碍可增加产科出血的发生率和严重程度。了解这些不同原因导致的产科出血的特有机制、危险因素和临床表现，对于早期识别并成功治疗产科出血至关重要。

框 2－2　产科出血的常见原因或诱发因素

产前出血
- 前置胎盘
- 子宫破裂
- 胎盘早剥

产后出血
- 子宫收缩乏力
- 胎盘植入
- 生殖道创伤

先天性凝血功能障碍
- 血管性血友病
- 血友病 A
- 血友病 B
- 血小板无力症
- 巨血小板综合征

产前出血

前置胎盘

每 200 例妊娠中就有 1 例发生前置胎盘，表现为胎盘覆盖宫颈内口(图 2－1)[8,9]。其危险因素包括既往子宫手术和前置胎盘的病史[10,11]。胎盘从子宫蜕膜脱离会导致严重出血和子宫胎盘功能不全。典型的表现是“无痛性阴道出血”，但也可能发生腹痛和(或)子宫收缩。通过使用经腹和(或)经阴道超声来确

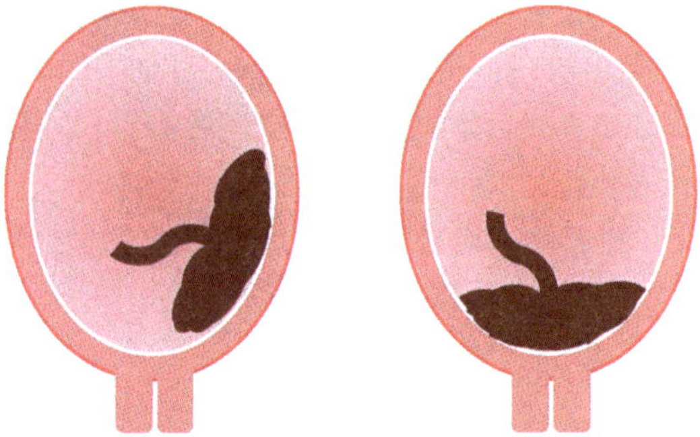

图 2 - 1　前置胎盘是指胎盘部分或完全覆盖宫颈内口

定胎盘与宫颈管口的关系以确诊。前置胎盘是剖宫产的指征。

子宫破裂

子宫破裂定义为子宫肌层和浆膜层的全层破裂，在既往有子宫手术史的产妇中发生率约为 1/100[12,13]。影响子宫壁完整性的因素包括多胎、胎位不正和催产素的不当使用可能会进一步增加子宫破裂的风险[14]。临床表现包括胎儿心率不稳定、腹痛、低血压、分娩中止和腹部触及胎儿身体。发生子宫破裂时需要紧急剖宫产。

胎盘早剥

每 150 例妊娠中可有 1 例发生胎盘早剥[15,16]。产前胎盘与蜕膜基膜分离可能导致严重的失血和胎盘血流量的减少。高血压、先兆子痫、可卡因、烟草和腹部创伤可能增加胎盘早剥的风险[17]。典型的表现包括痛性阴道流血、腹部压痛和异常的子宫收缩。大部分情况下需进行分娩，除非胎儿未成熟并且剥离较小，其对母体和胎儿血流动力学影响最小。

产后出血

子宫收缩乏力

约 80%的产后出血是由于子宫收缩乏力而致。妊娠期，子宫的血流量约为 700 mL/min，胎盘娩出后，子宫收缩压迫供应胎盘床的螺旋动脉，若子宫收缩乏力使母体继续对无功能的胎盘床提供灌注，导致产后出血。几个产前特征是子宫收缩乏力的潜在因素（框 2 - 3）[18]。不幸的是，预测产后出血的发生具有挑战性，因为只有不到 40%的子宫收缩乏力而导致输血的产妇具备可识别的风险因素[4]。子宫收缩乏力的处理包括使用子宫收缩剂（后面讨论），子宫按摩和人工去除残留的胎盘组织。当保守治疗无效时，控制子宫收缩乏力引起失血的有创操作包括 Bakri 气囊、B - Lynch 子宫压缩缝合术和子宫切除术（后面讨论）。

框 2-3 子宫收缩乏力的相关因素

子宫扩张
- 产次多
- 多胎妊娠
- 羊水过多
- 巨大儿

催产素抵抗
- 缩短或延长产程

子宫复旧不良
- 胎盘残留
- 胎盘植入

子宫收缩力下降
- 挥发性卤化麻醉剂
- 镁
- 保胎药

绒毛膜羊膜炎

胎盘植入

胎盘植入是一系列胎盘异常附着于子宫的严重产科并发症。根据胎盘对子宫侵入的深度进一步对胎盘植入进行分类(图 2-2)。植入性胎盘是指胎盘直接附着到子宫肌层,而非附着于蜕膜基底层。粘连性胎盘是胎盘浸润子宫肌层,而穿透性胎盘是胎盘侵入子宫浆膜并可侵犯周围盆腔结构。由于分娩后娩出胎盘存在困难,不论子宫侵入的程度如何,胎盘植入均可导致产后出血。

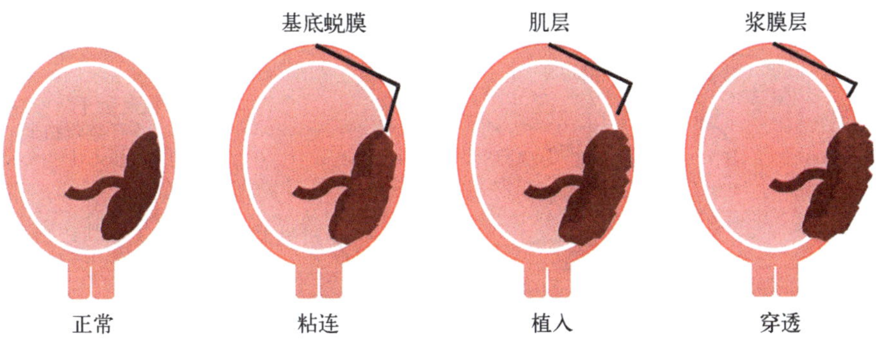

图 2-2 胎盘植入指胎盘部分或全部异常附着于子宫肌层。根据胎盘对子宫侵入的深度将胎盘植入分为 3 类

过去 50 年里,胎盘植入的发生率呈指数上升,最近的证据表明大约 500 例妊娠中约有 1 例[19]。胎盘异常发生率的增加与剖宫产、子宫栓塞和子宫肌瘤切除术等有创母体妇产科干预的增加有关。由于胎盘植入在分娩前一般无症状,产前诊断有赖于无创成像技术。有经验的超声医师进行超声检查时，超声联合彩色多普勒诊断的灵敏度、特异性和阴性预测值分别约为80%、90%和98%[20,21]。提示胎盘植入的超声表现包括正常胎盘后子宫肌层低回声区的缺失、子宫壁内血管增加以及血管腔隙的出现（形成“虫蛀或瑞士奶酪”征象）。胎盘植入的早期识别促进了产后管理的多学科合作，常涉及大量输血联合剖宫产-子宫切除术。

生殖道创伤

阴道分娩可造成阴道、外阴和（或）宫颈不同程度的损伤[22]。分娩时生殖道损伤的危险因素包括未生育、巨大儿、急产、使用产钳或胎头负压吸引和（或）侧切[23]。尽管宫颈撕裂使一半的阴道分娩复杂化，大多数损伤是表浅的，并不引起明显的血液学波动。延伸到子宫下段、子宫动脉和（或）后腹膜的撕裂可引起明显的失血和血流动力学紊乱，需要药物、输血和（或）手术干预。

凝血功能障碍

妊娠的特征是高凝状态，多种凝血因子增加，而抗凝血和纤溶途径活性降低（图2-3）[24]。遗传性凝血功能障碍可以破坏这些保护性止血变化。伴有遗传性血液系统疾病的患者，最常见的是血管性血友病、血友病和血小板疾病，导致产科出血的风险显著增加。表2-1列出了对产妇患有遗传出血性疾病预防治疗的建议。

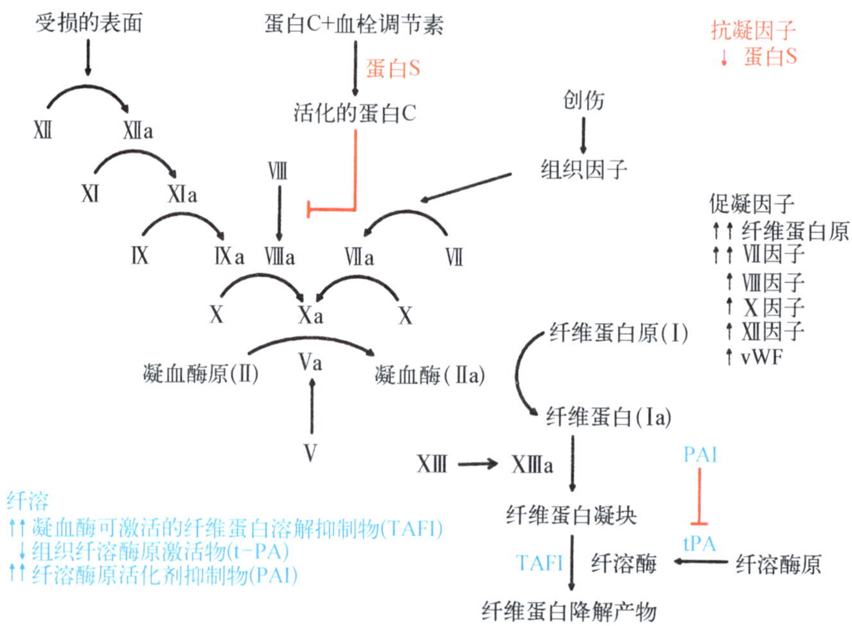

图2-3　妊娠过程中凝血和纤溶通路的改变

表 2-1 对产妇预防治疗遗传出血性疾病的建议

凝血障碍	特点	治疗
血管性血友病		
1 型	vWF 缺乏	血栓素 A，DDAVP
2 型	vWF 功能障碍	TXA，vWF 浓缩物
3 型	vWF 缺失	TXA，vWF 浓缩物
低纤维蛋白原血症	纤维蛋白原缺乏	纤维蛋白原浓缩物，冷沉淀，FFP
异常纤维蛋白原血症	纤维蛋白原功能障碍	根据出血/血栓风险个体化治疗
FII	II 因子缺乏	PCC
FV	V 因子缺乏	FFP
FVII	VII 因子缺乏	rFVIIa
血友病 A	VIII 因子缺乏	TXA，DDAVP，FVIII 置换
血友病 B	IX 因子缺乏	TXA，FIX 置换
FX	X 因子缺乏	FX 浓缩物，PCC
血小板无力症	血小板功能障碍	TXA，VIIa 因子，血小板
巨血小板综合征	血小板功能障碍及缺乏	TXA，VIIa 因子，血小板

缩写：DDAVP 去氨加压素；PCC 凝血酶原复合体浓缩物。

节选自 Abdul-Kadir R, McLintock C, Ducloy AS, et al. Evaluation and management of postpartum hemorrhage: consensus from an international expert panel. Transfusion 2014; 54(7): 1756-1768.

产科出血的管理

产科出血的治疗方案

大多数产科出血相关的死亡是可以避免的，约 70%的孕产妇死亡是由于“不到位的监护和治疗”造成的[25-27]。低估失血量、缺乏可用的血液制品、跨学科交流不足及有创干预不及时等本可避免的因素导致不良结局[25]。产科专门的大量输血法可降低产妇死亡率[28]。尽管产科出血的治疗方案被证实是可行的，但最近的一项调查显示，在美国，仅不到 70%的产房在实施[29]。为了应对产科出血及其相关并发症的发病率和死亡率的惊人增加，国家孕产妇安全合作组织(NPMS)制定了集束化安全管理指导，概述每个产房均需执行的重要临床规范(框 2-4)[30]。产科集束化安全管理指导强调危机管理的基本原则，即准备、识别和预防、反应、报告和系统学习。应用产科特异性治疗方案，促进药物、放射学、手术和输血等干预措施的整合和及时升级，对于降低与围产期出血相关的孕产妇发病和死亡至关重要。成功实施 NPMS 的推荐，需要多学科协作，不断进行资源评估和分配，保持警惕，并持续对系统流程进行改进。虽然 NPMS 建议的最初应用和持续维护需要人力和财力资源的投入，但毫无疑问，它将有助于改善产科出血的产妇结局。

框 2-4　国家孕产妇安全合作组织、妇女健康管理患者安全委员会制定的产科出血集束化安全管理指导

准备(每个单位)

- 带有用品、清单、用于子宫内球囊和压迫缝合指导卡片的出血抢救车
- 能够立即取得止血药物(工具或类似产品)
- 建立相应团队：当需要帮助时谁负责联系(血库、高级妇产科手术、其他支持和服务)
- 制定大量和紧急输血方案(O 型或非交叉配型红细胞、新鲜冰冻血浆、血小板和冷沉淀)
- 治疗方案的宣讲、基于场所的演练(演练后总结汇报)

识别和预防(每位患者)

- 评估出血风险(产前、产时、产后)
- 计算累计失血量(正式，尽可能定量)
- 积极管理第三产程(全科通用治疗方案)

反应(每次出血)

- 每个场所标准的、依据不同阶段、配有清单的产科出血管理计划
- 为所有大出血的患者、家属和工作人员提供支持

报告和系统学习(每个单位)

- 为高危患者进行知识讨论并总结成功和机会
- 对严重出血病例中的关键问题进行多学科回顾综述
- 由围产期质量改进委员会监测结局和过程指标

节选自 Main EK, Goffman D, Scavone BM, et al. National partnership for maternal safety: consensus bundle on obstetric hemorrhage. Anesth Analg, 2015, 121(1): 142-148.

估计出血量

最常见启动产科出血治疗方案的标准是当出血量超过 1 500 mL。由于失血时视觉估计的不准确性及早期血流动力学尚未变化，使得难以及时识别出血[31]。一些研究表明，失血的视觉评估是非常不准确的，实际损失经常超过视觉估计值的两倍。年轻健康产妇中，生理症状的改变常常是血容量不足的晚期表现(表 2-2)。外周和内脏血管收缩有利于使静脉容量血管中的血液重新进入中央循环，使血压和心率保持接近正常，直到失血量超过 1 500 mL。出血时，实验室检查通常无法及时有效反映 Hct 和凝血状态的动态变化。利用广泛可用的图示指南和(或)精密的生命体征记录系统可以提高失血评估的准确性[32]。鉴于分娩过程中准确估计失血的困难性，我们必须提高警惕以确保早期识别和治疗产科出血。

表 2-2 健康产妇产科出血不同出血量的症状和体征

失血量(mL)	收缩压(mmHg)	心率(次/分)	症 状
1 000	>100	<100	心悸、头晕
1 500	90～100	100～120	虚弱、出汗
2 000	70～80	120～140	躁动、意识混乱、苍白
3 000	50～70	>140	嗜睡、呼吸窘迫

节选自Bonnar J. Massive obstetric haemorrhage. Baillieres Best Pract Res Clin Obstet Gynaecol, 2000, 14(1): 1-18.

药物治疗

由于子宫收缩乏力是产科出血的主要原因,因此产后大量出血时应考虑早期应用子宫收缩剂。子宫收缩药物通过直接刺激子宫收缩来压缩供应空胎盘床的螺旋动脉从而减少失血。催产素通常被视为产后出血的"一线"治疗药物。前期研究表明,在第三产程预防性使用催产素可降低产科出血的发生率[33]。如果子宫收缩乏力对催产素无反应,应考虑使用其他类型的子宫收缩剂。具体的"二线"治疗药物取决于母体的并发症。表 2-3 列出常用子宫收缩剂的给药指导原则和禁忌证。

表 2-3 子宫收缩乏力的药物治疗

子宫收缩药物	途径/剂量	频 率	禁忌证	不良反应
催产素	静脉(IV): 10～40 U/L 肌肉注射(IM): 10 U	泵注 单次	无	低血压 恶心呕吐 水潴留
甲基麦角新碱	IM: 0.2 mg	每 2～4 小时	高血压 冠状动脉疾病 雷诺现象	恶心呕吐 高血压
卡前列素	IM: 0.25 mg	每 15～90 分钟 (最大 8 次)	气道高反应 肺动脉高压	支气管收缩 寒战 腹泻 体温升高
米索前列醇	口腔: 400 μg 直肠: 1 000 μg	单次 单次	无	恶心呕吐 寒战 腹泻 体温升高

有创产科治疗

对子宫收缩剂无反应的产科出血可能需要物理或手术干预来控制失血。子宫按摩可以刺激子宫肌层收缩，尽管其在使用子宫收缩剂时的益处值得商榷[34,35]。子宫内填塞通过压迫宫内血管和出血表面来减少失血。宫内放置 Foley 导管或 Bakri 气囊可以同时压迫宫腔表面并进行腔内引流，以监测进行性失血（图 2－4）。使用子宫背带（B-Lynch）缝合可以在子宫外部进行压迫止血（图 2－5）。回顾性研究表明，在产科出血时使用内部子宫填塞和/（或）外部压迫缝合可减少失血量、降低产后子宫切除率[36]。进入子宫的血流可进一步通过手术结扎或栓塞子宫动脉进行控制。当物理方法和保留生育功能的手术/放射介入治疗无效时，应考虑采用子宫切除术这一产科出血最后的治疗方法。

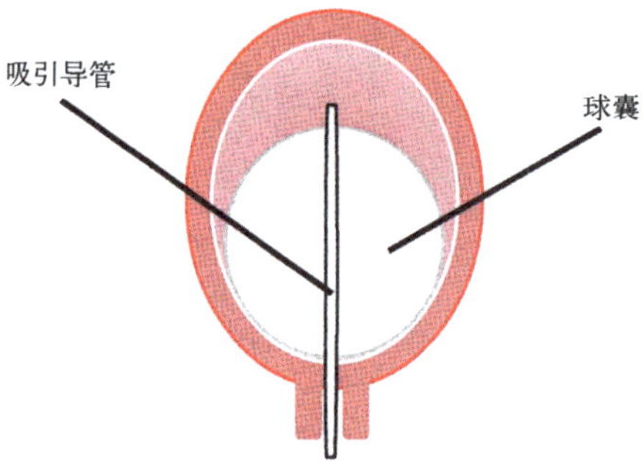

图 2－4　子宫内球囊填塞对子宫壁施加压力以减少来自子宫内膜和子宫肌层的静脉出血。中央引流导管有助于对子宫出血进行定量评估

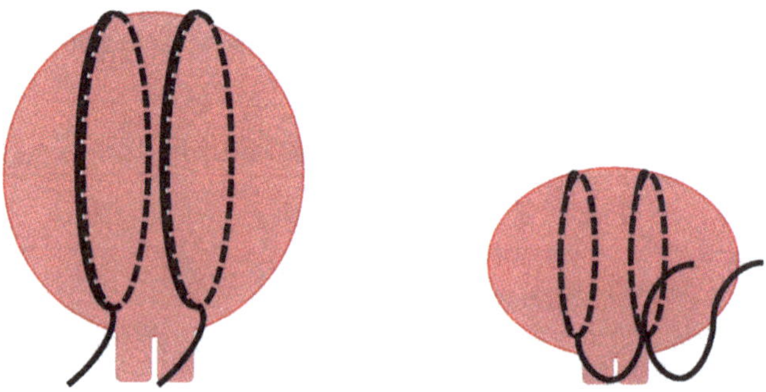

图 2－5　在严重产后出血情况下，B-Lynch 缝合用于机械压迫无张力子宫

复苏

目前产科患者大量出血复苏的最佳途径尚无一致共识。由于妊娠时伴随凝血和纤溶系统的特殊改变，大多数产科大量输血方案建议在复苏早期输注红细胞（RBC）、新鲜冰冻血浆（FFP）、冷沉淀和血小板。在对血液成分治疗无反应时，应考虑使用止血剂和抗纤溶药物。此外，细胞回收技术的使用能够回收术区丢失的血液，潜在地减少异体输血及其并发症。

晶体和胶体

快速恢复血管内容量通常首先使用加温的不含葡萄糖的晶体，如乳酸林格氏溶液和生理盐水。晶体通常以估计失血量的 3 倍进行输注。尽管晶体可用于初始复苏和(或)少量出血,前期研究表明,输注后 1 小时后仅有 20%的晶体仍然留在血管内[15]。大量晶体容量的再平衡可导致间质水肿、损害微循环。

鉴于晶体复苏的扩容效果短暂,已推荐使用合成胶体溶液进行扩容。虽然合成胶体能有效维持循环容量,但也抑制血小板聚集、抑制血凝块形成和增加失血量[37,38]。此外,近期对非妊娠患者的研究表明,胶体复苏导致成本显著增加,但并未改善结局[39,40]。因此,在产科出血的治疗中不推荐使用合成胶体。

红细胞

虽然晶体可以恢复血管内容量,但需要红细胞来确保足够的血液携氧能力并避免酸中毒。输注 1 单位红细胞大约可使 Hct 增加 3%～5%[15]。输注红细胞的指证取决于存在的并发症、血流动力学参数和预估继续失血量。除外失血其他方面都健康的产妇可以很好地耐受 18%～25%的 Hct,但大多数专家都认为存在活动性出血的情况下,Hct 小于 25%应当输注红细胞。活动性出血期间提高红细胞比容不仅能够维持组织和器官灌注,也可改善机体整体凝血状况[41]。

凝血涉及红细胞、血浆凝血因子、血小板和内皮之间的密切相互作用。充足的红细胞数量对协调血小板与血管壁之间的相互作用至关重要。红细胞量的减少(贫血)致血黏度和血流阻力明显下降,导致血小板通过血管中央层流快速通过,而凝血过程中至关重要的血小板和内皮细胞相互作用减少。及时的红细胞输注对维持足够的血管内容量、组织供氧和有效凝血至关重要。

新鲜冰冻血浆(FFP)

消耗和稀释效应导致的继发性凝血功能障碍经常使产科出血更为复杂。妊娠时机体促凝血活性增加和纤溶系统激活减少,但这些保护机制并不能代偿大量出血情况下的凝血障碍。如果凝血因子浓度下降不超过正常水平的 30%,通常机体仍可以保持有效的止血。短时间大量产科出血,可导致凝血蛋白和血小板的快速消耗超过凝血因子储备。通常失血量大于 200%血容量后即达到凝血酶原、凝血因子 V(FV)、FVII 和血小板的危急值,而在失血仅为 140%血容量即达到威胁生命的血纤维蛋白原水平[42]。大量使用晶体和红细胞扩充血容量会导致凝血因子和血小板的稀释,进一步阻碍止血。

迅速进行止血干预对预防凝血障碍所导致的并发症至关重要。1 单位 FFP 会使凝血因子水平增加约 8%[43]。尽管传统的指南建议 FFP 只应用于凝血酶原时间升高或活化部分凝血活酶时间延长的情况,最近发表的创伤和产科文献主张应该更积极地补充凝血因子。研究指出按照 FFP∶红细胞 = 1∶1 比例输注,凝血障碍逆转更快、出血量减少并可降低死亡率[44]。虽然产妇与军事或普通创伤患者情况有很大区别,但产科出血初步研究支持更积极的促凝输血策略[45]。最近一项关于产后出血后输血的大型回顾性研究发现，较高的 FFP：RBC 比率，对应较低的进一步干预——包括子宫动脉栓塞和(或)子宫切除等发生率。因为大量出血时发生凝血功能障碍风险很高，所以应在产科出血复苏早期考虑使用 FFP。

纤维蛋白原

纤维蛋白原是凝血级联反应最后一级，在产科出血的诊断和治疗中发挥独特作用。在孕晚期，纤维蛋白原浓度明显增加，术前产妇的纤维蛋白原水平约为 4.5～5.8 g/L，而非妊娠期对照水平为 2.0～4.5 g/L[46]。研究证实纤维蛋白原水平降低为严重产科出血的重要预测指标[47-49]。Charbit 等人报道，纤维蛋白原水平每降低 1 g/L，严重产后出血的风险就会增加 2.6 倍[47]。出血早期基线血浆纤维蛋白原水平低于 2 g/L，随后进展为严重出血的预测发生率为 100%，而血浆纤维蛋白原水平高于 4 g/L 的患者不发生显著出血的预测发生率为 79%[47]。目前，尚不明确血浆纤维蛋白原水平降低是仅仅反映失血的严重程度，还是可作为早期识别产科出血的诊断工具的独立和可测量的危险因素。

鉴于低纤维蛋白原血症与严重产科出血之间的相关性，纤维蛋白原已成为治疗产后出血的潜在靶点。纤维蛋白原是决定血凝块强度和形成速度的关键因素，它是在大量失血过程中最先降低超过临界水平的凝血因子之一[46,50]。虽然输血指南建议在纤维蛋白原水平低于 1 g/L 时进行补充，但最近的一项体外研究表明的纤维蛋白原水平为 2.5 g/L 时最利于凝血[42]。妊娠期血浆纤维蛋白原水平升高，并且产妇的严重出血时其水平低于 2 g/L，这些都支持应维持更高纤维蛋白原浓度[5]。此外，使患者快速恢复正常围产期纤维蛋白原水平(4～6 g/L)已被证实可有效减少失血[51-53]。

尽管 FFP、冷沉淀和纤维蛋白原浓缩物都可以用于提高纤维蛋白原水平，但是治疗出血时的低纤维蛋白原血症的最佳策略尚无定论。FFP 中纤维蛋白原浓度相对较低，限制了其在治疗较重的低纤维蛋白原血症中的作用[54]。为了使纤维蛋白原血浆水平增加 1 g/L，需要 30 mL/kg 的 FFP，增加了肺水肿和其他高容量并发症的风险[55]。冷沉淀是纤维蛋白原、凝血因子 VIII、纤连蛋白、血管性血友病因子(vWF)和凝血因子 XIII 的浓缩制品，每 100 mL 能使纤维蛋白原水平提高 0.7～1 g/L[56]。使用冷沉淀意味着较低的输血量，标准“剂量”(10 U)的冷沉淀通常需要通过汇集来自多个供体的浓缩物来制备[29]。考虑到暴露于多个供体而增加传染性疾病传播和/(或)免疫反应的风险，有些国家优先使用纯化的巴氏杀菌的纤维蛋白原浓缩物来治疗先天性和(或)获得性低纤维蛋白原血症。纤维蛋白原浓缩物也由大的供体池制备，但随后的处理去除或灭活了潜在污染的病毒、抗体和抗原。有研究对冷沉淀和纤维蛋白原浓缩物在出血复苏中的应用进行了比较，证实纤维蛋白原浓缩物可以减少失血量，减少红细胞输血量，并增加血浆纤维蛋白原水平[51,57]。虽然哪种方式是最适合的纤维蛋白原补充方法尚有争议，但纤维蛋白原对逆转产科出血伴随的凝血功能障碍的重要作用是毋庸置疑的。因此，密切监测和补充纤维蛋白原对于治疗产妇出血至关重要。

血小板

血小板是凝血系统的另一个重要组成部分，血小板缺乏或功能缺陷都会导致凝血障碍。纤维蛋白原降解产物和贫血都可抑制血小板功能，通常与产科出血有关。用晶体、RBC 和 FFP 进行初始复苏可导致稀释性血小板减少症，进一步使得血小板活性不足。在活动性出血的情况下应保持血小板计数至少为 50 000/mm^3 以利于凝血。一个单位的血小板通常来自 6 位捐献者，能够使血小板浓度提高 25 000～30 000 个/mm^3[29]。尽管不是必需的，但 ABO 兼容性会延长输注血小板的寿命。值得注意的是，由于 Rh 阳性血小板制品中存在少量红细胞，Rh 阴性的受体可能会发生 Rh 过敏。

凝血因子

难治性产科出血可考虑使用促凝血剂重组活化因子 VII（rFVIIa）。rFVIIa 是一种合成的维生素 K 依赖性糖蛋白，通过激活凝血级联的外部途径来辅助止血[58]。尽管该促凝剂目前仅批准用于血友病、VII 因子缺乏症和 Glanzmann 血小板无力症，但有团队报道应用 rFVIIa 成功治疗产科出血。回顾性研究调查使用 rFVIIa 治疗传统疗法无效的产科出血，提示 rFVIIa 能够减少出血、降低红细胞输血量并降低孕产妇死亡率[59-61]。尽管初步研究报告令人鼓舞，有人担心使用 rFVIIa 可能会导致后续的血栓并发症[62]。鉴于尚缺乏明确界定其给药的疗效和安全性的随机对照试验（RCTs），rFVIIa 应仅在常规治疗失败后使用，包括有创治疗（如子宫栓塞）失败之后，但应在产科子宫切除术之前使用。

rFVIIa 的有效性依赖合适的止血环境。rFVIIa 是一种酶，温度、酸碱状态（pH）和底物能够显著影响其功能。以前的研究表明，在以下状态下，rFVIIa 活性最高：温度高于 34℃，动脉 pH 高于 7.20，血浓度正常，Hct 高于 30%，血小板计数高于 50 000/mm^3，纤维蛋白原高于 1 g/L[47]。对产妇 rFVIIa 的最佳使用剂量没有明确定义，通常使用 60～90 mg/kg。考虑到 rFVIIa 半衰期短（2 小时），如果止血功能改善不足和存在持续的非动脉性出血，可在 30～60 分钟内重复给药[41]。

抗纤溶治疗

抗纤维蛋白溶解剂可抑制纤维蛋白凝块的酶促降解，可能在预防和控制产科出血方面发挥独特作用。尽管妊娠末 3 个月的纤维蛋白溶解能力降低，但产后期纤维溶解增加[63]。氨甲环酸（TXA）是一种有效的抗纤维蛋白溶解剂，通过阻断纤溶酶原上的纤维蛋白亲和部位的赖氨酸结合位点发挥其作用，抑制纤溶酶。非产科人群中使用 TXA 能够显著减少围术期失血和红细胞输血量，且不增加血栓事件发生率[64-66]。在出血抗纤溶血治疗的研究中，发现 TXA 可减少非手术性、低容量的子宫失血[67]。一些小样本随机对照试验和荟萃分析在产后期间对 TXA 的使用进行了研究，结果表明抗纤维蛋白溶解疗法能够减少出血量，减少额外宫缩剂需求，并提高 24 小时血红蛋白水平[68-72]。关于 TXA 给药的最佳剂量或时间目前尚无共识。此外，考虑到 TXA 能穿过胎盘，新生儿安全性尚需进一步研究[73]。期望目前在欧洲和非洲进行的一项大型随机双盲对照试验-世界孕产妇抗纤溶药物试验（WOMAN）将提供对 TXA 在预防和（或）治疗产科出血方面的疗效和安全性的建议[74]。WOMAN 试验旨在测量早期 TXA 给药对孕产妇结局的影响，包括输血、手术干预、非致死性血管事件、子宫切除术和死亡等。

血液回收

术中血液回收技术在并不明显增加风险的情况下降低了输血需求。将从手术区域收集的血液离心、洗涤并过滤以获得高 Hct（60%～80%）的红细胞。有别于库存血，回收血在 pH、形态学、渗透稳定性和 2，3 –二磷酸甘油酸盐含量等有利生理特征方面的优势有助于提高携氧能力和患者的存活率[75]。此外，使用循环的自体血液能够降低同种异体免疫、病毒传播和溶血反应的风险。由于血液回收处理会去除血小板和激活的凝血因子，所以仅仅输注回收血液会发生稀释性凝血障碍。此外，细菌污染可使处理过程更复杂，但尚未有输注回收血液发生败血症或感染的报道[76,77]。最后，通过白细胞滤除过滤器输注回收血液可（很少）导致白细胞破坏引起的细胞因子释放及短暂性低血压[75]。因为有较低的不良反应风险能够且显著降低异源输血需求，术中血液回收技术应用越来越多。

虽然非产科手术术中血液回收的益处已经很明确，但这种技术在产妇中的应用一直受到对引起羊水栓塞（AFE）和诱导免疫排斥的担忧的困扰。AFE 是一种由未知的胎儿抗原引起的类过敏反应综合征。白细胞过滤器已被证明可降低胎儿污染物的水平，如层状小体、磷脂、鳞状细胞和羊水衍生的组织因子等，过滤后的回收血液含有与母体循环中相似水平的杂质[78,79]。对接受自体输血的 139 名产妇进行的回顾性多中心研究中没有出现 AFE 或急性呼吸窘迫病例[80]。孕产妇担心发生异源性免疫排斥是鉴于血液回收技术不能区分母体和胎儿红细胞。Rh 抗原不一致的风险更高，因为胎儿的 ABO 抗原尚未发育良好，包含 Rh 阳性胎血的回收血可以使 Rh 阴性母亲产生同种异体免疫反应。因此，在自体输血后可通过 Kleihauer－Betke 检验量化暴露量并计算给予适当剂量的 Rho（D）免疫球蛋白以防止母体发生过敏反应。如果采取适当的预防措施来防止产妇发生 Rh 同种异体免疫，血液回收技术可能特别适用于产科的某些特殊人群，包括罕见血型、耶和华见证会信徒以及血液制品供应不足的情况。多项经同行评议的研究共报告 300 多例接受自体血回输的产科患者，未发生明显的并发症[75,76,80-84]。

总结

产科出血仍是导致全球孕产妇发病和死亡的重要原因。子宫收缩乏力、胎盘异常、生殖道创伤和凝血功能紊乱常导致围产期大出血。鉴于大多数产科出血病例发生时不存在任何可识别的危险因素，我们需要保持警惕以早期发现严重出血和血流动力学不稳定性。其成功治疗往往涉及逐步升级的药理学、血液学、放射学和(或)手术干预。全面实施产科出血治疗方案有望减少重大不良结局的发生率。

（解群 房烨 翻译 李萌萌 审校）

参考文献

[1] Say L, Chou D, Gemmill A, et al. Global causes of maternal death: a WHO systematic analysis. Lancet Glob Health, 2014, 2(6): e323 - 333.

[2] Cantwell R, Clutton-Brock T, Cooper G, et al. Saving Mothers' Lives: reviewing maternal deaths to make motherhood safer: 2006 - 2008. The Eighth Report of the Confidential Enquiries into Maternal Deaths in the United Kingdom. BJOG, 2011, 118(Suppl 1): 1 - 203.

[3] Creanga AA, Berg CJ, Syverson C, et al. Pregnancy-related mortality in the united states, 2006 - 2010. Obstet Gynecol, 2015, 125(1): 5 - 12.

[4] Bateman BT, Berman MF, Riley LE, et al. The epidemiology of postpartum hemorrhage in a large, nationwide sample of deliveries. Anesth Analg, 2010, 110(5): 1368 - 1373.

[5] Abdul-Kadir R, McLintock C, Ducloy AS, et al. Evaluation and management of postpartum hemorrhage: consensus from an international expert panel. Transfusion, 2014, 54(7): 1756 - 1768.

[6] Rath WH. Postpartum hemorrhage-update on problems of definitions and diagnosis. Acta Obstet Gynecol Scand, 2011, 90(5): 421 - 428.

[7] Dahlke JD, Mendez-Figueroa H, Maggio L, et al. Prevention and management of postpartum hemorrhage: a comparison of 4 national guidelines. Am J Obstet Gynecol, 2015, 213(1): 76.e1 - 10.

[8] lyasu S, Saftlas AK, Rowley DL, et al. The epidemiology of placenta previa in the United States, 1979 through 1987. Am J Obstet Gynecol, 1993, 168(5): 1424 - 1429.

[9] Cresswell JA, Ronsmans C, Calvert C, et al. Prevalence of placenta praevia by world region: a systematic review and meta-analysis. Trop Med Int Health, 2013, 18(6): 712 - 724.

[10] Silver RM. Abnormal placentation: placenta previa, vasa previa, and placenta accreta. Obstet Gynecol, 2015, 126(3): 654 - 668.

[11] Getahun D, Oyelese Y, Salihu HM, et al. Previous cesarean delivery and risks of placenta previa and placental abruption. Obstet Gynecol, 2006, 107(4): 771 - 778.

[12] Kaczmarczyk M, Sparen P, Terry P, et al. Risk factors for uterine rupture and neonatal consequences of uterine rupture: a population-based study of successive pregnancies in sweden. BJOG, 2007, 114(10): 1208 - 1214.

[13] Landon MB, Hauth JC, Leveno KJ, et al. Maternal and perinatal outcomes associated with a trial of labor after prior cesarean delivery. N Engl J Med, 2004, 351(25): 2581-2589.
[14] Vedat A, Hasan B, Ismail A. Rupture of the uterus in labor: a review of 150 cases. Isr J Med Sci, 1993, 29(10): 639-643.
[15] Alexander JM, Wortman AC. Intrapartum hemorrhage. Obstet Gynecol Clin North Am, 2013, 40(1): 15-26.
[16] Salihu HM, Bekan B, Aliyu MH, et al. Perinatal mortality associated with abruptio placenta in singletons and multiples. Am J Obstet Gynecol, 2005, 193(1): 198-203.
[17] Tikkanen M, Nuutila M, Hiilesmaa V, et al. Clinical presentation and risk factors of placental abruption. Acta Obstet Gynecol Scand, 2006, 85(6): 700-705.
[18] Kramer MS, Berg C, Abenhaim H, et al. Incidence, risk factors, and temporal trends in severe postpartum hemorrhage. Am J Obstet Gynecol, 2013, 209(5): 449.e1-7.
[19] Wu S, Kocherginsky M, Hibbard JU. Abnormal placentation: twenty-year analysis. Am J Obstet Gynecol, 2005, 192(5): 1458-1461.
[20] Comstock CH, Love JJ Jr, Bronsteen RA, et al. Sonographic detection of placenta accreta in the second and third trimesters of pregnancy. Am J Obstet Gynecol, 2004, 190(4): 1135-1140.
[21] Warshak CR, Eskander R, Hull AD, et al. Accuracy of ultrasonography and magnetic resonance imaging in the diagnosis of placenta accreta. Obstet Gynecol, 2006, 108(3 Pt 1): 573-581.
[22] Saleem Z, Rydhstrom H. Vaginal hematoma during parturition: a population-based study. Acta Obstet Gynecol Scand, 2004, 83(6): 560-562.
[23] Fahmy K, el-Gazar A, Sammour M, et al. Postpartum colposcopy of the cervix: injury and healing. Int J Gynaecol Obstet, 1991, 34(2): 133-137.
[24] Thornton P, Douglas J. Coagulation in pregnancy. Best Pract Res Clin Obstet Gynaecol, 2010, 24(3): 339-352.
[25] Girard T, Mortl M, Schlembach D. New approaches to obstetric hemorrhage: the postpartum hemorrhage consensus algorithm. Curr Opin Anaesthesiol, 2014, 27(3): 267-274.
[26] Farquhar C, Sadler L, Masson V, et al. Beyond the numbers: classifying contributory factors and potentially avoidable maternal deaths in New Zealand, 2006-2009. Am J Obstet Gynecol, 2011, 205(4): 331.e1-8.
[27] Haeri S, Dildy GA 3rd. Maternal mortality from hemorrhage. Semin Perinatol, 2012, 36(1): 48-55.
[28] Shields LE, Wiesner S, Fulton J, et al. Comprehensive maternal hemorrhage protocols reduce the use of blood products and improve patient safety. Am J Obstet Gynecol, 2015, 212(3): 272-280.
[29] Kacmar RM, Mhyre JM, Scavone BM, et al. The use of postpartum hemorrhage protocols in United States academic obstetric anesthesia units. Anesth Analg, 2014, 119(4): 906-910.
[30] Main EK, Goffman D, Scavone BM, et al. National partnership for maternal safety: consensus bundle on obstetric hemorrhage. Anesth Analg, 2015, 121(1): 142-148.
[31] Scavone BM, Tung A. The transfusion dilemma: more, less, or more organized? Anesthesiology, 2014, 121(3): 439-441.
[32] Bose P, Regan F, Paterson-Brown S. Improving the accuracy of estimated blood loss at obstetric haemorrhage using clinical reconstructions. BJOG, 2006, 113(8): 919-924.
[33] Westhoff G, Cotter AM, Tolosa JE. Prophylactic oxytocin for the third stage of labour to prevent postpartum haemorrhage. Cochrane Database Syst Rev, 2013, (10): CD001808.
[34] Chen M, Chang Q, Duan T, et al. Uterine massage to reduce blood loss after vaginal delivery: a randomized controlled trial. Obstet Gynecol, 2013, 122(2 Pt 1): 290-295.

[35] Hofmeyr GJ, Abdel-Aleem H, Abdel-Aleem MA. Uterine massage for preventing postpartum haemorrhage. Cochrane Database Syst Rev, 2013, (7): CD006431.

[36] Zhao Y, Zhang Y, Li Z. Appropriate second-line therapies for management of severe postpartum hemorrhage. Int J Gynaecol Obstet, 2014, 127(2): 180-182.

[37] Kozek-Langenecker SA. Effects of hydroxyethyl starch solutions on hemostasis. Anesthesiology, 2005, 103(3): 654-660.

[38] Westphal M, James MF, Kozek-Langenecker S, et al. Hydroxyethyl starches: different products-different effects. Anesthesiology, 2009, 111(1): 187-202.

[39] Finfer S, Bellomo R, Boyce N, et al. A comparison of albumin and saline for fluid resuscitation in the intensive care unit. N Engl J Med, 2004, 350(22): 2247-2256.

[40] Perel P, Roberts I, Ker K. Colloids versus crystalloids for fluid resuscitation in critically ill patients. Cochrane Database Syst Rev, 2013, (2): CD000567.

[41] Mercier FJ, Bonnet MP. Use of clotting factors and other prohemostatic drugs for obstetric hemorrhage. Curr Opin Anaesthesiol, 2010, 23(3): 310-316.

[42] Bolliger D, Szlam F, Molinaro RJ, et al. Finding the optimal concentration range for fibrinogen replacement after severe haemodilution: an in vitro model. Br J Anaesth, 2009, 102(6): 793-799.

[43] Santoso JT, Saunders BA, Grosshart K. Massive blood loss and transfusion in obstetrics and gynecology. Obstet Gynecol Surv, 2005, 60(12): 827-837.

[44] Ho AM, Dion PW, Cheng CA, et al. A mathematical model for fresh frozen plasma transfusion strategies during major trauma resuscitation with ongoing hemorrhage. Can J Surg, 2005, 48(6): 470-478.

[45] Pasquier P, Gayat E, Rackelboom T, et al. An observational study of the fresh frozen plasma: red blood cell ratio in postpartum hemorrhage. Anesth Analg, 2013, 116(1): 155-161.

[46] Levy JH, Welsby I, Goodnough LT. Fibrinogen as a therapeutic target for bleeding: a review of critical levels and replacement therapy. Transfusion, 2014, 54(5): 1389-405 [quiz: 1388].

[47] Charbit B, Mandelbrot L, Samain E, et al. The decrease of fibrinogen is an early predictor of the severity of postpartum hemorrhage. J Thromb Haemost, 2007, 5(2): 266-273.

[48] Cortet M, Deneux-Tharaux C, Dupont C, et al. Association between fibrinogen level and severity of postpartum haemorrhage: secondary analysis of a prospective trial. Br J Anaesth, 2012, 108(6): 984-989.

[49] de Lloyd L, Bovington R, Kaye A, et al. Standard haemostatic tests following major obstetric haemorrhage. Int J Obstet Anesth, 2011, 20(2): 135-141.

[50] Fries D, Martini WZ. Role of fibrinogen in trauma-induced coagulopathy. Br J Anaesth, 2010, 105(2): 116-121.

[51] Ahmed S, Harrity C, Johnson S, et al. The efficacy of fibrinogen concentrate compared with cryoprecipitate in major obstetric haemorrhage — an observational study. Transfus Med, 2012, 22(5): 344-349.

[52] Bell SF, Rayment R, Collins PW, et al. The use of fibrinogen concentrate to correct hypofibrinogenaemia rapidly during obstetric haemorrhage. Int J Obstet Anesth, 2010, 19(2): 218-223.

[53] Kikuchi M, Itakura A, Miki A, et al. Fibrinogen concentrate substitution therapy for obstetric hemorrhage complicated by coagulopathy. J Obstet Gynaecol Res, 2013, 39(4): 770-776.

[54] Theusinger OM, Baulig W, Seifert B, et al. Relative concentrations of haemostatic factors and cytokines in solvent/detergent-treated and fresh-frozen plasma. Br J Anaesth, 2011, 106(4): 505-511.

[55] Johansson PI，Stensballe J. Effect of haemostatic control resuscitation on mortality in massively bleeding patients：a before and after study. Vox Sang，2009，96(2)：111－118.

[56] Nascimento B，Goodnough LT，Levy JH. Cryoprecipitate therapy. Br J Anaesth，2014，113(6)：922－934.

[57] Theodoulou A，Berryman J，Nathwani A，et al. Comparison of cryoprecipitate with fibrinogen concentrate for acquired hypofibrinogenaemia. Transfus Apher Sci，2012，46(2)：159－162.

[58] Franchini M. The use of recombinant activated factor VII in platelet disorders：a critical review of the literature. Blood Transfus，2009，7(1)：24－28.

[59] Hossain N，Shansi T，Haider S，et al. Use of recombinant activated factor VII for massive postpartum hemorrhage. Acta Obstet Gynecol Scand，2007，86(10)：1200－1206.

[60] Alfirevic Z，Elbourne D，Pavord S，et al. Use of recombinant activated factor VII in primary postpartum hemorrhage：the Northern European Registry 2000 － 2004. Obstet Gynecol，2007，110(6)：1270－1278.

[61] Phillips LE，McLintock C，Pollock W，et al. Recombinant activated factor VII in obstetric hemorrhage：experiences from the Australian and New Zealand haemostasis registry. Anesth Analg，2009，109(6)：1908－1915.

[62] Yank V，Tuohy CV，Logan AC，et al. Systematic review：benefits and harms of inhospital use of recombinant factor Vila for off-label indications. Ann Intern Med，2011，154(8)：529－540.

[63] Hellgren M. Hemostasis during normal pregnancy and puerperium. Semin Thromb Hemost，2003，29(2)：125－130.

[64] Henry DA，Carless PA，Moxey AJ，et al. Anti-fibrinolytic use for minimising perioperative allogeneic blood transfusion. Cochrane Database Syst Rev，2011，(3)：CD001886.

[65] Ker K，Edwards P，Perel P，et al. Effect of tranexamic acid on surgical bleeding：systematic review and cumulative meta-analysis. BMJ，2012，344：e3054.

[66] CRASH－2 Trial Collaborators，Shakur H，Roberts I，et al. Effects of tranexamic acid on death，vascular occlusive events，and blood transfusion in trauma patients with significant haemorrhage (CRASH－2)：a randomised，placebo-controlled trial. Lancet，2010，376(9734)：23－32.

[67] Matteson KA，Rahn DD，Wheeler TL 2nd，et al. Nonsurgical management of heavy menstrual bleeding：a systematic review. Obstet Gynecol，2013，121(3)：632－643.

[68] Sekhavat L，Tabatabaii A，Dalili M，et al. Efficacy of tranexamic acid in reducing blood loss after cesarean section. J Matern Fetal Neonatal Med，2009，22(1)：72－75.

[69] Gai MY，Wu LF，Su QF，et al. Clinical observation of blood loss reduced by tranexamic acid during and after caesarian section：a multi-center，randomized trial. Eur J Obstet Gynecol Reprod Biol，2004，112(2)：154－157.

[70] Gungorduk K，Yildirim G，Asicioglu O，et al. Efficacy of intravenous tranexamic acid in reducing blood loss after elective cesarean section：a prospective，randomized，double-blind，placebo-controlled study. Am J Perinatol，2011，28(3)：233－240.

[71] Movafegh A，Eslamian L，Dorabadi A. Effect of intravenous tranexamic acid administration on blood loss during and after cesarean delivery. Int J Gynaecol Obstet，2011，115(3)：224－226.

[72] Senturk MB，Cakmak Y，Yildiz G，et al. Tranexamic acid for cesarean section：a double-blind，placebo-controlled，randomized clinical trial. Arch Gynecol Obstet，2013，287(4)：641－645.

[73] Sentilhes L，Lasocki S，Ducloy-Bouthors AS，et al. Tranexamic acid for the prevention and treatment of postpartum haemorrhage. Br J Anaesth，2015，114(4)：576－587.

[74] Shakur H, Elbourne D, Gulmezoglu M, et al. The WOMAN trial (World Maternal Antifibrinolytic Trial): tranexamic acid for the treatment of postpartum haemorrhage: an international randomised, double blind placebo-controlled trial. Trials, 2010, 11: 40.

[75] Goucher H, Wong CA, Patel SK, et al. Cell salvage in obstetrics. Anesth Analg, 2015, 121(2): 465 - 468.

[76] King M, Wrench I, Galimberti A, et al. Introduction of cell salvage to a large obstetric unit: the first six months. Int J Obstet Anesth, 2009, 18(2): 111 - 117.

[77] Waters JH, Tuohy MJ, Hobson DF, et al. Bacterial reduction by cell salvage washing and leukocyte depletion filtration. Anesthesiology, 2003, 99(3): 652 - 655.

[78] Waters JH, Biscotti C, Potter PS, et al. Amniotic fluid removal during cell salvage in the cesarean section patient. Anesthesiology, 2000, 92(6): 1531 - 1536.

[79] Catling SJ, Williams S, Fielding AM. Cell salvage in obstetrics: an evaluation of the ability of cell salvage combined with leucocyte depletion filtration to remove amniotic fluid from operative blood loss at caesarean section. Int J Obstet Anesth, 1999, 8(2): 79 - 84.

[80] Rebarber A, Lonser R, Jackson S, et al. The safety of intraoperative autologous blood collection and autotransfusion during cesarean section. Am J Obstet Gynecol, 1998, 179(3 Pt 1): 715 - 720.

[81] Tevet A, Grisaru-Granovsky S, Samueloff A, et al. Peripartum use of cell salvage: a university practice audit and literature review. Arch Gynecol Obstet, 2012, 285(2): 281 - 284.

[82] Rainaldi MP, Tazzari PL, Scagliarini G, et al. Blood salvage during caesarean section. Br J Anaesth, 1998, 80(2): 195 - 198.

[83] Elagamy A, Abdelaziz A, Ellaithy M. The use of cell salvage in women undergoing cesarean hysterectomy for abnormal placentation. Int J Obstet Anesth, 2013, 22(4): 289 - 293.

[84] Pahlavan P, Nezhat C, Nezhat C. Hemorrhage in obstetrics and gynecology. Curr Opin Obstet Gynecol, 2001, 13(4): 419 - 424.

3. 超声在产科麻醉中的应用

希拉格·塔拉提[a]　克里斯丁·阿佐拉[b]　约瑟·C. A. 卡瓦略[c,d*]

关键词

• 超声 • 超声成像 • 麻醉 • 产科

关键点

- 现有一些国家指南提倡在条件允许的情况下，尽量使用超声来协助进行中心静脉穿刺置管，这种方法尤其适用于产科中由于体型和水肿增加了穿刺难度的人群。
- 术前对脊柱进行超声检查有助于硬膜外麻醉的实施，目前已发布了关于超声辅助硬膜外导置管的指南。它可降低操作失败的次数，提高了置管成功率，并且该方法有助于预测硬膜外穿刺和置管困难，比如过度肥胖和脊柱侧弯的患者。
- 产科中有许多临床状况需要紧急处理，但患者的禁食情况又不能完全确定。胃部超声对胃内容物提供了定性、定量的评估，有助于评估患者在围术期的反流误吸风险。
- 肺部超声在产科领域是一个新概念。但在重症监护病房中的作用已得到确认和肯定。尤其是有助于诊断肺水肿、评价病情的加重和转归。它有益于伴严重先兆子痫和心力衰竭的患者，且不用担心现有的影像学检查中电离辐射对产妇的影响。
- 腹横肌平面阻滞能改善患者的术后镇痛，实时超声在阻滞过程中引导穿刺针，能有效提高穿刺的安全性。
- 准确辨识环甲膜，是麻醉医师应掌握的关键技能，特别是触诊条件不佳的时候，超声扫查能精准地定位环甲膜位置，快速进行环甲膜穿刺来挽救生命。

作者无特殊申明

a 英国伦敦霍默顿街 E9 6SR，霍默顿大学医院 NHS 信托基金会麻醉科；
b 加拿大安大略省多伦多市大学大道 600 号 19 - 104 室，多伦多大学附属西奈山医院麻醉与疼痛医学科；
c 加拿大安大略省多伦多市大学大道 600 号 19 - 103 室，多伦多大学附属西奈山医院麻醉与疼痛医学科；
d 加拿大安大略省多伦多市大学大道 600 号 19 - 103 室，多伦多大学附属西奈山医院妇产科；
* 通讯作者地址：加拿大安大略省多伦多市大学大道 600 号 19 - 103 室，西奈山医院；
邮箱：jose.carvalho@uhn.ca

引言

近年来,技术的进步使临床麻醉发生了革命性变化。尤其是多普勒超声在麻醉学科不同领域的应用已有巨大的进步,可见超声已然成了一种不可或缺的临床工具,一些指南推荐,把超声引导下进行中心静脉穿刺置管和外周神经阻滞,作为麻醉医师的操作标准[1-3]。

数十年来,产科医师一直在使用超声对胎儿和产妇的健康状况进行评估及管理。因此,产科医师已经熟练地掌握了这项技术。其便携性、高性价比、无放射性的成像优势,使其成为产科学领域的核心技术。所以,超声在产科麻醉的应用是未来的发展趋势。

产科人群病情越来越复杂[4],产妇麻醉也倾向复杂化。超声提供了精确的人体内部组织学结构图像,对临床情况的评估和提高治疗性干预措施的安全性有所帮助。

使用超声技术评估胃内容物有助于判断反流误吸的风险,还可应用肺超观察呼吸困难发生的原因。从安全角度出发,对疑似存在困难气道的患者,应提前识别并标记环甲膜的位置。此外,在超声引导下可顺利进行介入性操作且可降低操作的风险,例如硬膜外麻醉、腹横肌平面阻滞、建立血管通路等。

这篇文章主要介绍了超声在产科麻醉中应用的适应证、使用方法和未来发展的方向,且重点介绍了超声技术在硬膜外麻醉、腹横肌平面阻滞、环甲膜的辨别、血管通路的建立、胃内容物的评估和肺疾病的诊断中的运用。

超声探头和平面技术

本章主要介绍超声在产科麻醉中常用的两种探头:高频线阵探头和低频凸阵探头。表 3-1 列出了每个探头的关键特性。

表 3-1 线阵和凸阵超声探头的使用和特性

	线 阵	凸 阵
频率	高 7～15 MHz	低 2～5 MHz
穿透深度	浅表	深部
视野	窄	宽
分辨率	较高	较低

（续表）

	线 阵	凸 阵
用途	血管 腹横肌平面阻滞 环甲膜 肺	椎管 胃 肺

文中描述了探头使用的两个主要切面(图 3－1)

- 长轴，是指探头的纵轴定位，也可以是
  - 正中线
  - 旁正中位
- 短轴，是指将探头置于水平位

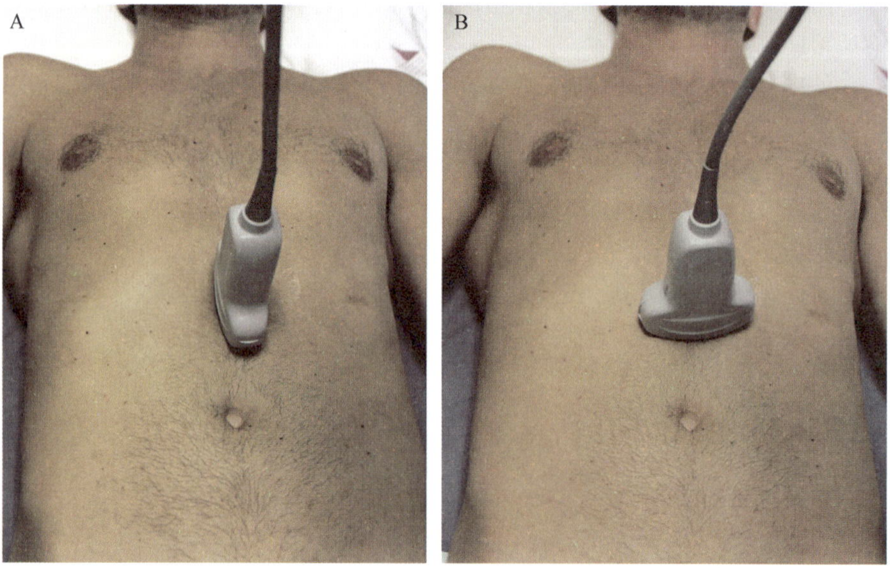

图 3－1 超声探头的切面

(A) 纵切面，探头垂直放置在正中线或旁正中线上。(B) 横切面，探头水平放置

产科麻醉中超声运用的关键领域

硬膜外置管

临床中常见的问题

有效且安全的硬膜外阻滞技术是产科麻醉的基础。传统的椎管内麻醉的实

施是基于对体表标志物的触诊。在一些特殊情况下，比如肥胖，水肿和脊柱侧弯，患者的体表标记可能难以确定。即使体表标记能成功定位，麻醉医师也可能无法确定所需要的间隙。MRI 显示麻醉医师通过触诊技术识别间隙的正确率低于 30%，错误可能高达 4 个间隙，临床医师的错误要比想象的更高。特别是蛛网膜下腔注射，超声对提高其安全性具有重要意义[5]。

过去 10 年，脊柱超声得到广泛应用。超声在操作前提供的信息，使初学者硬膜外置管的成功率显著提高[6]。最近的一项关于在超声引导下放置硬膜外导管或腰椎穿刺的荟萃分析显示，以下事件的发生率降低：

- 穿刺失败事件
- 穿刺针需要重新定位事件
- 穿刺损伤事件[7]

脊柱超声的适应证

在英国，关于使用脊柱超声辅助硬膜外置管的指南已经发布[8]。术前脊柱超声可为临床医师提供大量信息，它可以帮助识别：

- 目标间隙
- 最佳穿刺位置
- 进针角度和穿刺轨迹
- 估计穿刺到达硬膜外腔的深度

特别是对肥胖和脊柱侧弯的患者，椎管内麻醉很有挑战性。与体表标志定位比较，在这两类患病人群中，超声的协助使得穿刺次数和穿刺针的调整路径数降低至原来的一半，首次置管成功率高出 2 倍[9]。此外，超声通过预测硬膜外间隙的深度，可以指导操作者在操作前就选择合适长度的针，特别是在肥胖的产妇中。

操作方法

术前脊柱超声可以在患者取坐位时进行。目的是确定和标记出最佳穿刺部位、识别进针角度、预估到达硬膜外间隙的深度，然后麻醉医师根据自己常规的操作方式实施椎管内麻醉。

使用低频凸阵探头对脊柱解剖进行评估，该探头允许声束穿透至组织深部，使适当深度的组织结构可视。有价值的信息可通过两种不同的切面得到：即长轴旁正中入路和短轴正中入路。

长轴旁正中入路

探头与脊柱长轴平行，垂直放置在骶骨区域。首先放置在脊柱正中线左侧或右侧 2～3 cm 处，探头稍向内侧倾斜使声束聚焦于椎管中心（图 3-2A）。可见一条连续的高回声（高亮）的线，走形与骶骨一致。当探头向头侧移动时，可见高回声锯齿状图像(图 3-2B)。锯齿对应每一个椎板,锯齿间隙代表椎间隙。因此,向头侧移动探头,临床医师能从皮肤上精确地确定所需的椎间隙。在每个椎间隙(图 3-2C)的超声图像从浅到深可见 3 个重要结构(图 3-2D):

- 后复合体:黄韧带和后侧硬脊膜
- 椎间隙
- 前复合体:前侧硬脊膜,后纵韧带,椎体

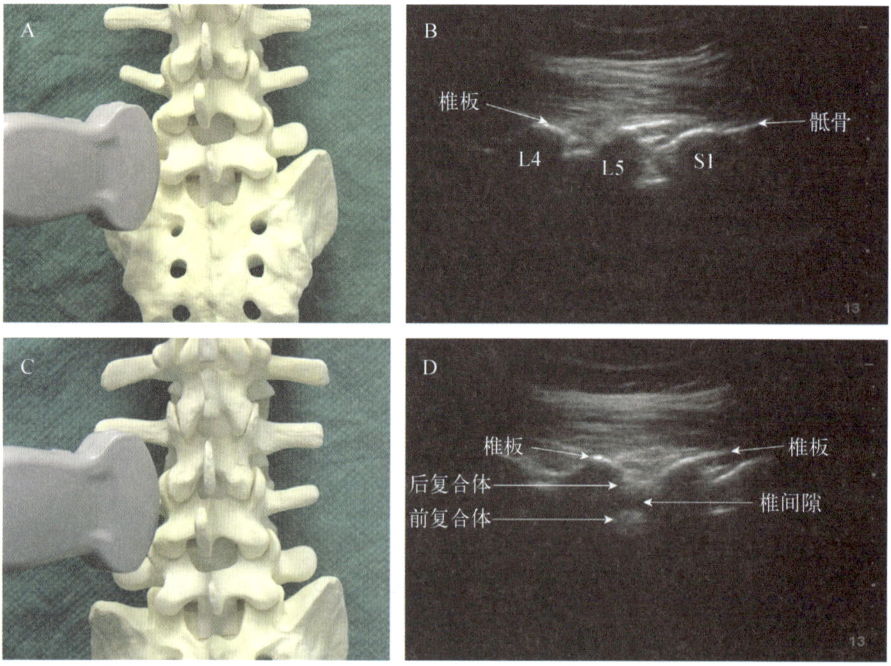

图 3-2 长轴旁正中入路

(A) 探头放置在骶骨和低位腰椎处。(B) 与 A 图相对应的超声图像:骶骨和锯齿状的高回声图像,锯齿代表腰椎椎板,锯齿间隙代表椎间隙。(C) 探头在腰椎位置并向头侧滑动。(D) 与 C 图相对应的超声图像:两个相邻椎体的椎板和椎间隙内容物;从浅表到深部,可见后复合体、椎管间隙和前复合体的图像。

短轴正中入路

应用长轴切面确定所需间隙后,对间隙的短轴扫查可以获取更多信息。探头应该水平地放置在被标记的位置,并垂直于脊柱长轴(图 3-3A)。之后的操作便可以按顺序进行:

- 通过观察棘突顶端在皮肤下较小的高回声信号来确定脊柱的正中线,这个声像图连接着一个长三角形的低回声图像(低回声影)(图 3-3B)。
- 轻微的将探头向头侧或尾侧移动以获取更好的椎间隙图像(图 3-3C)。

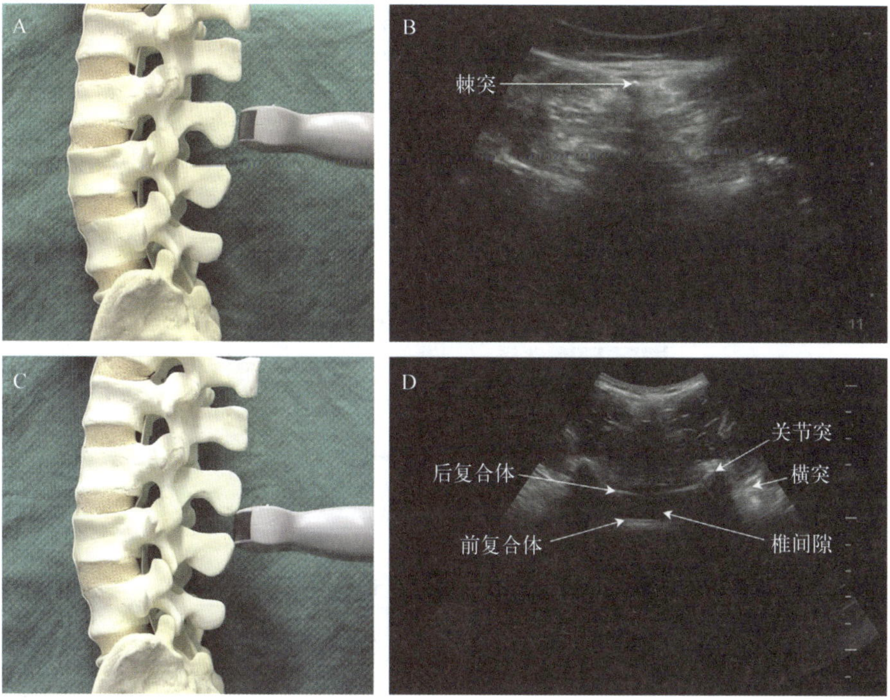

图 3-3 短轴正中入路

(A) 超声探头置于腰椎棘突位置。(B) 与 A 图相对应的声像图：皮下的棘突顶端立即出现一个小的高回声结构，深部出现一条长而垂直的低回声影。(C) 探头置于腰椎间隙。(D) 与 C 图相对应的声像图：标准间隙表现为"蝙蝠征"，间隙中间从浅到深出现后复合体图像，椎间隙和前复合体，而周围的结构如关节突和横突也可以显示出来。

蝙蝠征是该切面的标准图像(图 3-3D)。
- ○ 后复合体
- ○ 椎间隙
- ○ 前复合体
- ○ 靠近中线的结构：如关节突或者横突等

- 此时冻结图像
- 探头应保持稳定，皮肤上标记出 2 个点：
  - ○ 中点：与水平探头表面上的中心位置保持一致
  - ○ 间隙点：与探头右侧面的中点相一致
- 在这两点的交叉处，可确定穿刺位置(图 3-4)
- 在已冻结图像中，可准确测量到达硬膜外间隙的深度：
  - ○ 可以识别出黄韧带和后侧硬脊膜共同形成的后复合体
  - ○ 使用系统内置的测量工具能测量出皮肤到后复合体内侧的距离

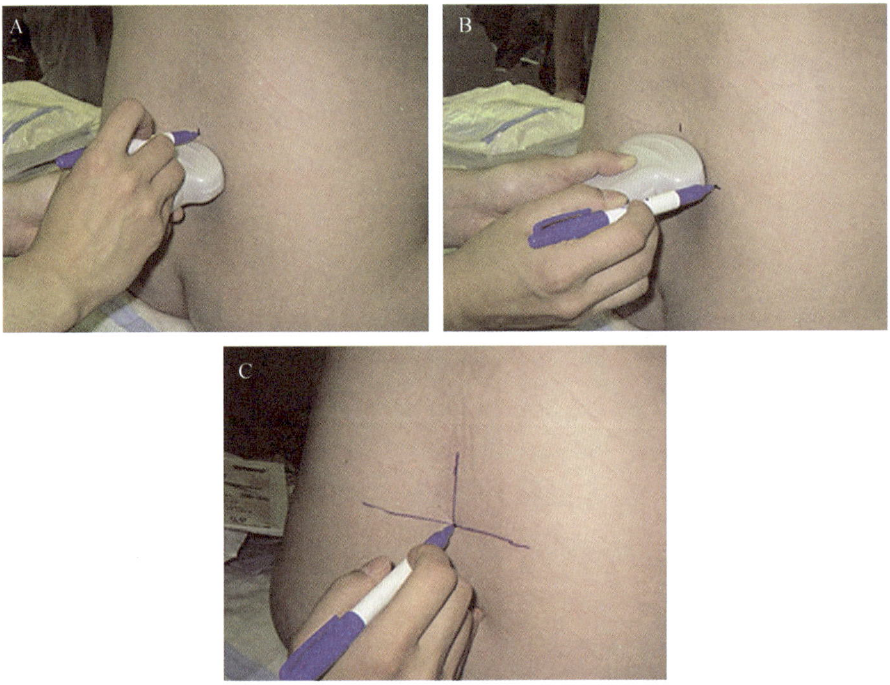

图 3-4 穿刺点的确定。当探头保持稳定且超声图像冻结时，椎间隙图像就变得非常清晰

(A) 标记出探头水平面上方的中点。(B) 标记出探头右外侧面的中点。(C) 在这两点的延长线的交点为穿刺点(源自 Carvalho JCA. Ultrasound-facilitated epidural and spinals in obstetrics. Anesthesiol Clin，2008，26(1)：153. with permission.)

- ○ 当截取冻结图像时，尽量减少探头对皮下组织的压迫程度，任何程度的压迫都可能导致对硬膜外间隙深度的估计不准[10]

成功的穿刺

虽然已经确定了最佳的穿刺部位，但进针角度和穿刺针轨迹仍是关键因素。穿刺针的进针角度应该和获取最佳“蝙蝠征”图像时的探头角度保持一致。

胃内容物的评估

临床中常见的问题

全身麻醉下胃内容物反流造成的误吸是个严重的并发症，病死率很高。1946 年由柯帝斯门德尔松首次报道[11]。他提出了 3 个发病率和死亡率的决定性因素：

- 胃内 pH
- 胃容量
- 胃内容物：固体食物可能导致窒息

尤其是在产科麻醉中，进食情况不确定又需要进行紧急手术的患者，对其胃容量和胃内容物的了解有助于制定临床决策。

胃超声检查可作为一种评估床旁反流误吸风险的工具，近年越来越受到麻醉医师的欢迎。胃超声检查能定性、定量地评估胃内容物的性质和容量[12]。然而，临床医师必须明白，胃容量和胃内容物只是一类替代指标，仅能间接地评估患者的反流误吸风险[13]。

虽然胃部超声检查目前还没有在日常工作中得到广泛使用，但作为一种研究工具，它在过去十年中取得了巨大的进展，具体体现在：

- 妊娠晚期但还未分娩的妇女和未妊娠妇女的胃排空时间相似[14]；
- 在妊娠晚期未分娩妇女中，摄入适量清液不会延迟胃排空[15]；
- 肥胖妇女与正常足月但未分娩妇女的清液排空情况无差异[16]；
- 早期研究表明，尽管产妇已禁食 8～24 小时[17]，超声检查仍经常发现胃内有固体物质，这表明在分娩时胃排空会出现延迟。然而，最近的证据显示，硬膜外镇痛且已禁食的分娩妇女，在连续胃部超声检查中其胃窦大小有所减小，这表明分娩时患者的胃动力仍保持不变[18]。
- 分娩期间饮用的等渗液体会迅速从胃内排空[19]。

现有的有关胃部超声评估的研究已进一步完善了非分娩孕妇的禁食指南，但它也表明分娩对胃排空会有不同的影响。因此，床旁超声检查是一种能安全、及时、有效地评估分娩产妇反流误吸风险的方法。

胃部超声检查的适应证

在床旁超声能够作为临床评估反流吸入风险的工具之前，还需要进一步的研究，且其对临床诊疗的意义仍不清楚。然而，胃部超声在以下几种情况下可作为临床评估的依据：

- 由于沟通障碍或者患者无法理解等原因导致患者禁食情况不清；
- 临床医师不得不因禁食时间不够而延迟手术，只有在达到禁食指南的要求才能实施手术；
- 患者已经达到禁食指南的要求，但临床上高度怀疑其胃排空延迟。比如，肠内或肠外给予阿片类药物的情况。

操作方法

想让整个胃都在超声下成像是很难的。大量气体增加了胃体部的可视化难度，胃底位置通常很深，也可能因含有气体很难显像[12,20]。胃窦部是胃部超声的最佳位置，因为：

- 胃窦是整个胃部最接近探头的部位
- 胃窦含有的气体最少

- 胃窦形态始终保持一致且容易辨识
- 人们普遍认为通过对胃窦部的评估，能准确反应胃其他部分的情况[20]

为了使胃窦部的超声显像最优化，患者应该保持45°右半侧卧位，这有助于气体上升至胃底，流质或半流质等胃内容物流向胃窦，以创造一个最佳的评估条件[20]。

鉴于胃窦的深度，低频凸阵探头最适合用于胃部的超声扫查。探头保持长轴切面(图3-5)放置于左侧肋缘下，以扇形的方式从左向右移动探头至右侧肋下区，覆盖整个上腹部。在肝左叶(居前)和胰腺体部(居后)之间可见胃窦部，通常在腹中线的右侧。特别有用的标志物包括下腔静脉和主动脉。可以顺时针或逆时针方向旋转探头来改善胃窦部的视野[12]。

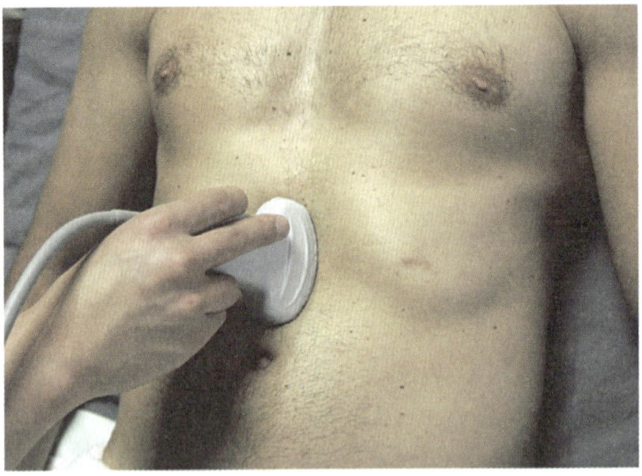

图3-5　胃部超声检查的探头位置。探头一开始以长轴切面放置于左侧肋缘下，然后向腹中线和右侧肋下区域滑动

胃窦部的影像可以定性地评估胃内容物的性质，包括：空胃、清亮液体和固体食物。图3-6显示了各种禁食状态下的超声图像，表3-2简述了各影像的结果。

以长轴切面对胃窦部进行超声扫查可以定量地计算出胃容积。用胃窦部横截面积计算胃容积的公式有若干种。但目前为止，这些测量公式仅用于计算未

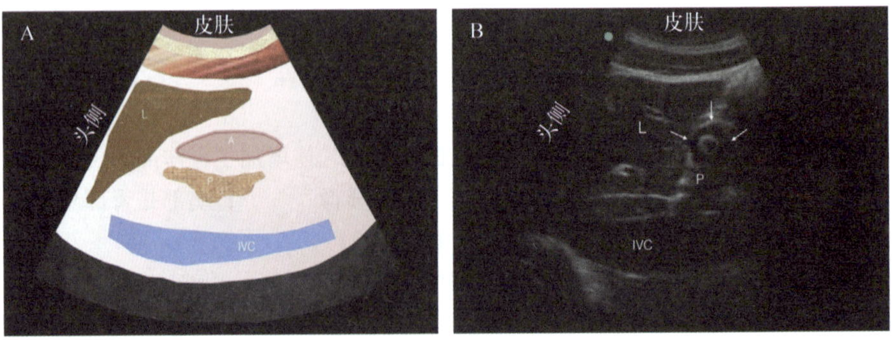

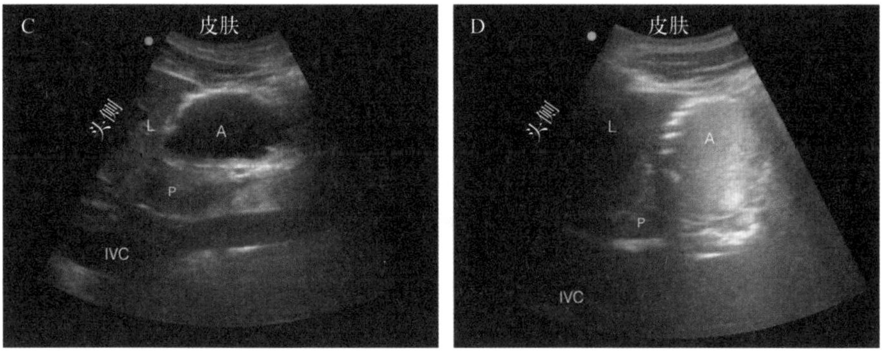

图 3-6 胃部超声和胃窦部的成像

(A) 胃窦部示意图。(B) 空的胃窦部表现为"牛眼征"。(C) 200 mL 清亮液体表现为"星空征"。(D) 最近摄入的固体食物,表现为"毛玻璃征",可因气体干扰而难以清晰显像。箭头表示"牛眼征"。A,胃窦部;IVC,下腔静脉;L,肝脏;P,胰腺

表 3-2 胃窦部在空胃、清亮液体和固体食物状态下的超声特征

空 胃	清亮液体(200 mL)	固体食物
● 收缩状态,扁平 ● 胃壁厚 ● 前后壁贴合,呈圆形或椭圆形:"牛眼征"	● 扩张状态 ● 圆形 ● 胃壁较薄 ● 液体内容物呈低回声 ● 饮后立即可见"星空征"	5 分钟后 ● 高回声的"毛玻璃征" ● 气-固混合产物形成环状伪影 ● 可影响深部结构的超声显像 90 分钟后 ● 气体消失后,成像变均匀 ● 中等回声 ● 可见深部结构的超声显像

数据来源于 Cubillos J, Tse C, Chan VW, et al. . Bedside ultrasound assessment of gastric content: an observational study. Can J Anaesth, 2012, 59(4): 416-423.

怀孕的成年患者在右侧卧位时的胃内容积,并且只针对清亮液体[20]。

呼吸困难的评估

临床中常见问题

在产科学中,肺部超声检查是一种十分新颖的理念;然而,这项技术在重症监护医学领域的诊疗中已经应用了很多年。在产科人群中,肺部超声还缺乏关于其应用和可行性的数据。对于产科患者,胸部超声检查是对传统成像方法的合理代替,比如在妊娠期胸片和 CT 等相对禁忌的检查。

妊娠晚期的孕妇,肺生理和呼吸参数都会发生显著改变,呼吸困难在这类人群中很常见。孕妇呼吸系统疾病和孕期正常生理学改变的鉴别诊断,是一个难题。在日常临床实践中,有一种无创、安全、有效的肺部评估工具是很重要的。

妊娠期间，多达0.5%的妇女合并肺水肿，如何鉴别有肺水肿风险的患者是一个值得探索的课题[21]。

肺部超声检查的适应证

肺部超声检查是初步评估呼吸困难的重要工具，它可以指导进一步的治疗及检查。

一项国际专家共识指出，肺部超声用于诊断肺水肿、气胸和肺实变的准确性不低于胸片[22]。临床医师可在简单的胸部超声模拟训练后，轻松识别出气胸和肺水肿的关键影像[23]。

肺部超声检查用于产科有独特的优势。在整个病程中可以监测呼吸系统疾病的进展和治疗效果，是一种安全且经济有效的工具，尤其是可以监测患者在肺水肿、急性肺损伤或肺炎等病理状态下肺复张情况[22]。连续的肺超检查可用于监测治疗效果并对治疗方案做出相应的调整。肺部超声检查能有效地诊断肺水肿，易于发现肺泡性肺水肿形成前的间质性水肿时期。因此，肺部超声对有发展为肺水肿风险的患者来说，是十分有用的，如先兆子痫，肺部超声可降低其临床风险[24]。另外，肺部超声也可以用于预防高危患者反流误吸。

操作方法

为了彻底检查前胸壁，可采用28区扫描方案进行详细检查（图3-7）：

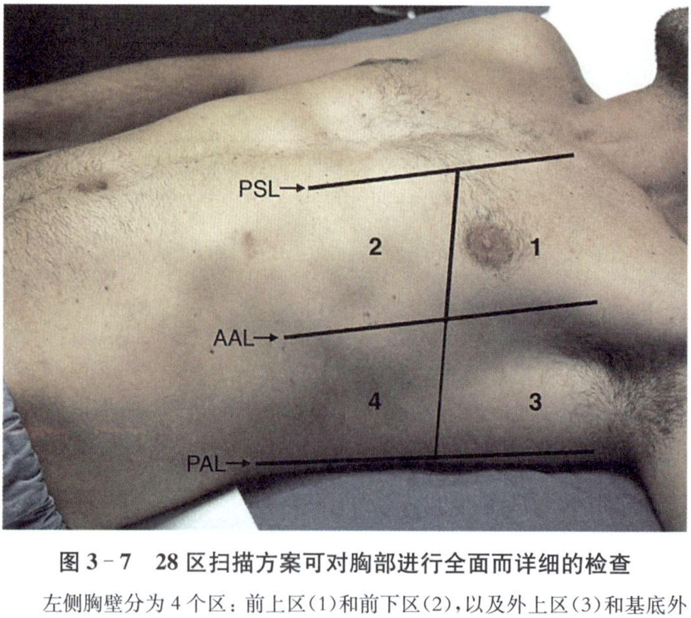

图3-7 28区扫描方案可对胸部进行全面而详细的检查

左侧胸壁分为4个区：前上区(1)和前下区(2)，以及外上区(3)和基底外侧区(4)。右侧胸壁分为类似的4个区域。右胸壁和左胸壁可各自得到16和12个切面图像。AAL，腋前线；PAL，腋后线；PSL，胸骨旁线

- 每侧胸壁可分为 4 个区域：
  - 前上区
  - 前下区
  - 外上区
  - 基底外侧区
- 左侧胸壁
  - 对第二、第三、第四肋间进行评估，一共 12 个切面图像
- 右侧胸壁
  - 对第二、第三、第四、第五肋间进行评估，一共 16 个切面图像[24]

患者仰卧位，用低频凸阵或高频线阵探头，探头的长轴切面垂直于肋骨（图 3－8A），立即可见（图 3－8B）：

- 上下肋骨影显示为水平的高回声线。
- 肋间的深面，在两条肋骨影像之间可见另一条滑动明显的高回声水平线，即胸膜线（胸膜滑动征）。
- 胸膜线的深部，常可以见水平的伪影，即 A 线。
- 肺搏动征：是指随着心脏搏动，壁层胸膜发生的微小的节律性运动[22,24]。

超声检查可发现许多不同的疾病。

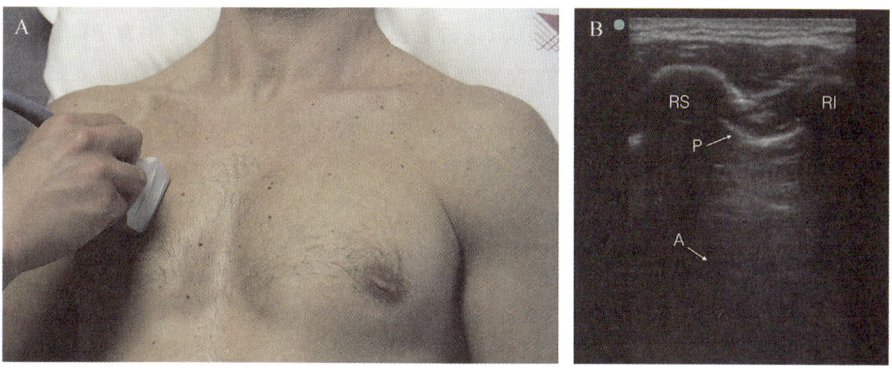

图 3－8　肺部超声检查

（A）探头放置于肋间隙正上方。（B）正常肋间隙的相关解剖超声有：上下肋骨影、胸膜和 A 线。A，A 线；P，胸膜；RI，下位肋骨；RS，上位肋骨

肺间质水肿

这里主要指的是肺水肿，但也包括间质性肺炎或弥漫性肺实质性疾病。肺间质水肿的典型表现是存在称为 B 线的混合伪像，由肺组织密度的增加而产生（图 3－9）。表现为从胸膜线开始一直延伸至屏幕底部，没有衰减、不连续、垂直的高回声线，与肺滑动征同步运动[22,24]。

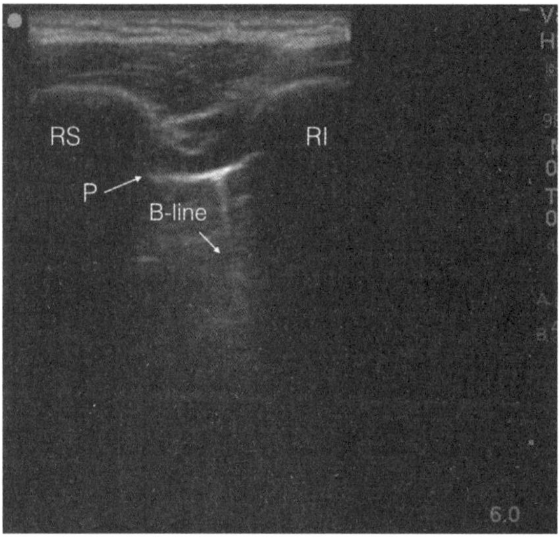

图 3-9 超声显示肺部有一条密度增加的线，即 B 线

B 模式的出现（多条 B 线）满足肺水肿的诊断条件。B，B 线；P，胸膜；RI，下一条肋骨；RS，上一条肋骨

B 模式是指在超声下单侧前胸壁至少可见 3 条 B 线同时存在，这满足了肺水肿的诊断条件。在重症监护病房，这种模式诊断肺水肿的敏感性为 100%，特异性为 92%[22-24]。此外，B 线的数量有助于判断肺水肿的严重程度[22]。肺炎、肺不张、肺栓塞、胸膜疾病或肿瘤也可出现肺局部 B 线数量增多[22]。

气胸

肺部超声检查是一种诊断气胸的基本手段，其成像具有以下特征：

- 无胸膜滑动征
- 无 B 线
- 无肺搏动征
- 肺点征：肺滑动征存在与缺失交替出现的分界点，这提示有局限性的气胸[22]。

肺实变

肺部超声检查同样能准确地诊断肺实变，图像显示肺部回声差或组织样图像，这与气体缺失和液体增加的程度有关[22]。

胸腔积液

所有的胸腔积液，都有以下特征：

- 存在于壁层和脏层胸膜之间的液性暗区
- 正弦曲线征：肺在胸腔积液里的呼吸运动，M 型超声下易于观察到[22]。

术后镇痛

临床中常见的问题

人体腹壁感觉传入神经的阻滞是剖宫产术后有效的镇痛方法，需要双侧阻滞来实现，近年来，这种阻滞技术得到了广泛的认可和应用，尤其是在实时超声的引导下完成。

前外侧腹壁的传入神经来源于 T7～L1 的脊神经前支，包括髂腹下和髂腹股沟神经。这些神经走行于腹内斜肌和腹横肌之间连续的筋膜内，被称作腹横肌平面(TAP)。在此区域单点阻滞，局麻药将沿着平面扩散，有效的镇痛时间长达 36 小时[25]。

TAP 平面离腹膜很近，有内脏意外损伤的风险。在过去，这种阻滞技术是通过体表定位盲穿法来完成，通过感知较钝的穿刺针刺破筋膜时的突破感来判断针尖位置，这种方法太主观且不可靠。某研究显示，当一位经常使用体表定位进行盲穿的麻醉医师在进行此项操作时，另一位专家用超声对其针尖位置进行评估做对比，发现穿刺针到达正确位置的概率低于 24%。更值得关注的是，穿刺针穿刺到腹膜的概率为 18%，穿刺至肌肉内的概率接近 50%，这项研究被提前终止了，因为它证明了盲法穿刺的错误率极高[26]。这篇文献还报道了使用盲法穿刺时出现结肠穿孔或肝刺伤的病例[27]，使用实时超声指导 TAP 平面阻滞，能提高其安全性[28]。

超声引导下 TAP 阻滞的适应证

TAP 阻滞技术更适合脐水平以下的腹部手术，原因是局麻药很难扩散至 T10 以上水平。因此，它也适合作为子宫下段剖宫产术后镇痛的辅助手段。

当患者需紧急剖宫产或有椎管内麻醉的禁忌证，要采取全身麻醉时，可考虑使用 TAP 阻滞技术作为一种有效的多模式镇痛方法。此外，相较于椎管内麻醉而言，TAP 阻滞技术最大的优势在于患者血流动力学比较稳定。

然而，它并不能完全代替椎管内麻醉，可与椎管内麻醉联合应用。研究表明，在鞘内未注射长效阿片类药物的情况下，TAP 平面阻滞技术与椎管内麻醉联合应用可明显减少吗啡、止吐药物的使用量，且 48 小时内具有明确的镇痛效果，提高了患者的满意度[25,29]。在一项荟萃分析中显示，鞘内未注射吗啡时，TAP 阻滞是一种极为有效的镇痛方式[30]。因此，若某些特殊患者不能鞘内或静脉注射长效阿片类药物时(例如，吗啡过敏或阻塞性睡眠呼吸暂停综合征)，可用 TAP 阻滞辅助椎管内麻醉。

操作方法

TAP 阻滞时使用高频线阵探头，患者取仰卧位，双臂外展利于探头直接扫查腹壁。由于该阻滞需实时超声引导，应遵循无菌原则。

首先，探头以短轴切面在髂嵴与肋缘的中点扫查，与腋中线成一条直线（图 3－10）。为改善成像，探头可向前腹壁滑动，能够帮助辨认出腹壁肌肉。然后探头从侧面往回滑动，肌肉层可显示出来，应注意探头的位置向前不能超过腋前线。

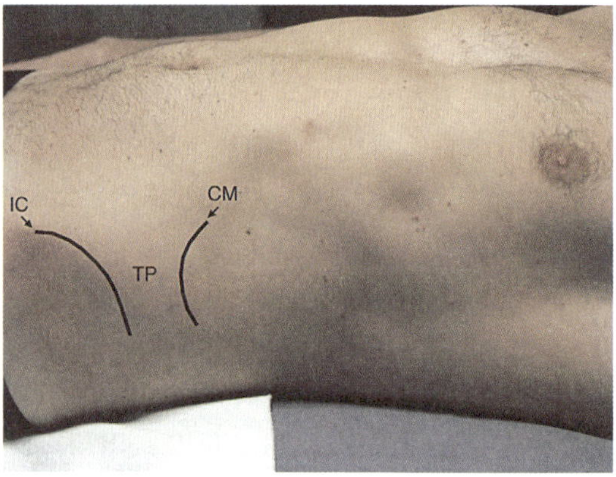

图 3－10　TAP 阻滞时的体表解剖标志

探头置于腋中线上肋缘与髂嵴的中点，采用短轴切面扫查。CM，肋缘；IC，髂嵴；TP，探头

一旦探头找到最佳位置，肌肉（从浅到深依次为：腹外斜肌、腹内斜肌和腹横肌）和阻滞平面即可被确定，此时可开始阻滞（图 3－11）。

建议使用平面内技术完成阻滞，这样可在整个阻滞过程中看到针干和针尖。使用 22－G 100 mm 的阻滞针，阻滞时始终保持从内向外的进针方向（图 3－12）。穿刺针在探头内侧 2 cm 处进入，随后可将探头放置在进针点附近，从之前的浅

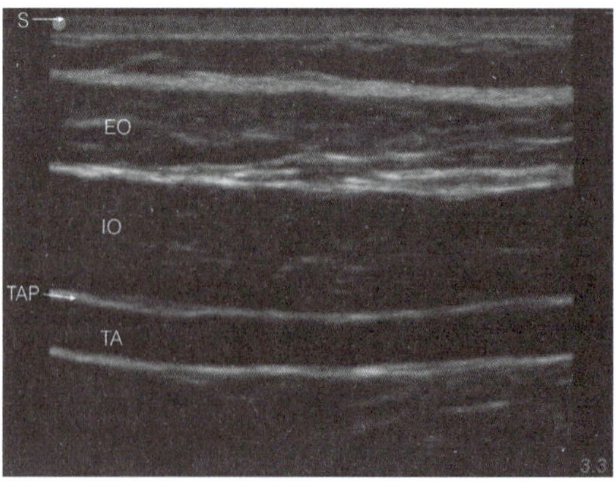

图 3－11　TAP 平面的超声解剖

EO，腹外斜肌；IO，腹内斜肌；S，皮肤；TA，腹横肌

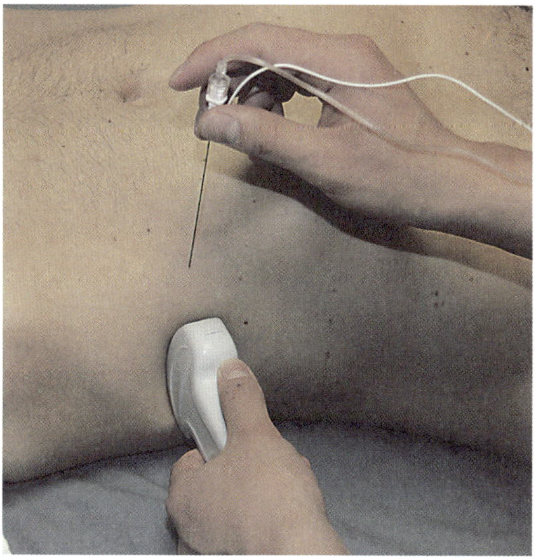

图 3-12 TAP 平面阻滞的穿刺技术

平面内技术，穿刺针从内侧向外侧方向穿刺

表路径开始追踪穿刺针，当穿刺针逐渐前进到达更深的位置，探头可以慢慢地回置于初始位置。当针尖到达 TAP 平面时，可缓慢注射 1～2 mL 生理盐水来确定穿刺针位置并扩开筋膜层，逐渐出现一个增大的低回声区，此时可以开始注射局麻药，但要注意回抽，以防血管内注射。

注意：若手术切口跨越前正中线（如剖宫产），则需要做双侧 TAP 阻滞。

中心静脉穿刺

临床中常见的问题

对麻醉医师来说，超声的主要作用之一是辅助血管穿刺置管，包括中心静脉、外周静脉穿刺以及动脉穿刺。中心静脉穿刺置管的风险包括：误伤动脉、多次穿刺造成的损伤、严重的挫伤和血肿、神经损伤、局部组织的损伤以及血气胸。

一些指南推荐在超声引导下完成中心静脉穿刺置管，尤其是颈内静脉或股静脉[1,2]。另外，由于操作较难及周围骨质的超声图像不佳，目前超声引导下进行锁骨下静脉穿刺置管的适应证仍未达成共识。

操作最好是在实时超声扫查的引导下进行，但也可以在操作前进行快速扫查，预先了解解剖结构及可能存在的技术困难，可根据需要选择替代部位。大部分麻醉医师在所有中心静脉穿刺置管中都会使用超声，少数麻醉医师仅在特殊的病例中使用，比如患者颈部过短、肥胖或者局部皮肤因放疗导致的瘢痕情况。超声为临床医师提供了血管及其周围结构的解剖图像，也能为临床医师提供以下条件：

- 选择一条或一段内径最佳的静脉
- 选择一条或一段与动脉不紧挨着的静脉
- 发现静脉内的血栓并选择代替部位，尽量避免血栓潜在的风险发生

与根据体表标志进行颈内静脉或股静脉穿刺的方法相比，超声技术引导下的穿刺明显减少了：

- 置管失败的情况
- 首次穿刺失败的情况
- 与导管相关的并发症（包括严重的组织挫伤和误穿动脉）
- 成功置管所需的操作次数
- 成功置管所需的操作时间[1,31]

超声引导下血管穿刺的适应证

在产科人群中，超声引导下的穿刺技术可进一步提高血管穿刺成功率并且最大限度地减少相关并发症的发生。

妊娠晚期的产妇生理状况会出现明显变化。对于需要进行中心静脉穿刺置管的产妇，临床医师都希望将灾难性风险降到最低。例如，超声引导下颈内静脉穿刺置管可以有效降低功能残气量减少的产妇血气胸的发生率；伴有水肿和困难气道的产妇，超声下穿刺可以降低误穿颈动脉后血肿对气管压迫的风险。

重度先兆子痫产妇通常需要进行有创动脉压的监测，但由于产妇伴有严重的水肿和血管收缩，动脉穿刺有一定难度，此时，超声技术可以易化这个过程。此外，它也可以通过识别前臂静脉，在外周静脉穿刺困难时进行辅助，以确保穿刺成功率。

操作方法

中心静脉穿刺时，颈内静脉和股静脉穿刺的位置最好是通过超声来引导。患者的体位和操作前准备与依据体表标志穿刺技术一致：患者取仰卧位，头低脚高（Trendelenburg 体位），头偏向穿刺部位的对侧以便于颈内静脉通道的建立；另外，仰卧位时同侧下肢轻微外展，行股静脉穿刺术。特别需要注意的是在准备超声探头套和耦合剂时，须严格遵循无菌原则，将与中心静脉置管相关的微生物感染风险降到最低。

由于血管的位置相对表浅，一般使用高频线阵探头对血管进行检查并引导相关操作。为了识别颈内静脉，超声探头以短轴放置在颈前三角，其边界为：

- 内侧界为颈前正中线
- 外侧界为胸锁乳突肌前缘
- 上界为下颌骨下缘

超声探头向头侧或尾侧滑动可以找到最理想的图像。一般来说，颈内静脉位于颈总动脉的外上方(图 3－13A)。识别股静脉时，超声探头要以横切面放置在股三角下方，上缘为腹股沟韧带。股静脉通常位于股动脉的内侧(图 3－13B)。

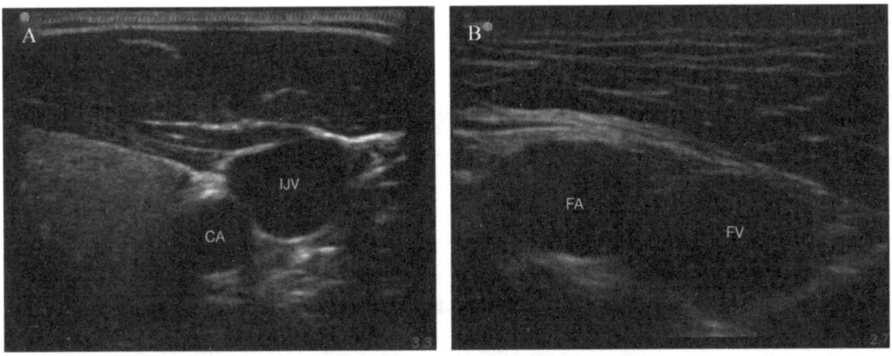

图 3－13　颈内静脉(A)和股静脉(B)的超声解剖图

CA，颈总动脉；FA，股动脉；FV，股静脉；IJV，颈内静脉

表 3－3 典型的超声特征有助于区分动静脉。

表 3－3　超声下动静脉的异同点

	动　脉	静　脉
形状	圆形	椭圆形
大小	通常较小	通常较大
搏动	有	无 静脉随呼吸变化
压缩性(探头向下加压)	仍然开放	塌陷 (除非血管内有血栓)
Valsalva 试验	无反应	颈内静脉扩张
彩色多普勒图像	迎向探头的血流呈红色，背离探头的血流呈蓝色	

一旦确定了所需静脉，操作者可以在超声引导下使用平面内技术或平面外技术进针来完成血管穿刺：

- 平面外技术(短轴切面)；
  - 这要求探头以横切面放置，从而可以提供血管的横切面图像(图 3－14A)
  - 这种方法容易学习
  - 然而，该法不能提供整根针干的完整图像，所以可能会导致深度判断错误
  - 要显示针尖从皮肤穿至静脉过程中穿刺针的位置，探头需要在穿刺针前进时随之向头侧(股静脉)或尾侧方向(颈内静脉)滑动

- 平面内技术(长轴切面)
  - 这要求探头以纵切面放置,提供血管的纵切面图像(图 3-14B)
  - 图像中不能看到动脉,除非它位于静脉的正下方
  - 这种方法提供了完整的穿刺针进针轨迹,可以防止针尖刺破静脉后壁

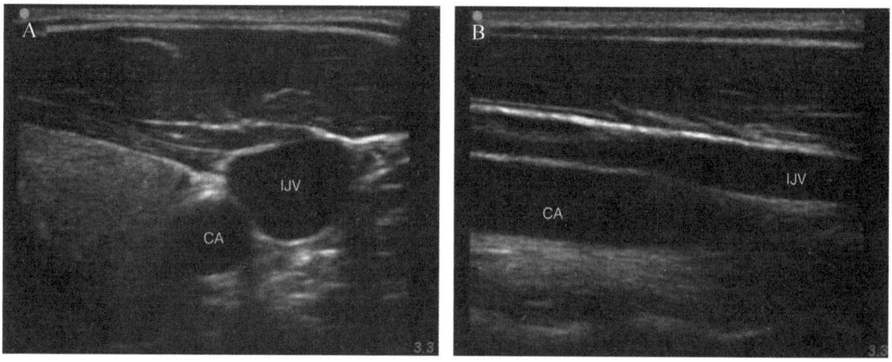

图 3-14 颈内静脉超声解剖

(A) 平面外技术时血管的横截面图像。(B) 平面内技术时血管的长轴切面图像

研究人员近期发布了一种介于长轴切面和短轴切面之间的方法,也称为斜轴切面法。利用了两者的技术优势,在显示周围结构的同时使穿刺针显影,此种方法与短轴切面或长轴切面法相比,颈内静脉穿刺成功率更高[32]。

不管用哪种技术,皮肤穿刺点应靠近探头并以 30°~45°角进行穿刺。一旦穿刺针进入血管,操作者可放下探头以便置入导丝。导丝的位置可以通过扫查静脉的走行和识别静脉腔内的高回声影来确定,这有益于在置管前确定静脉和导丝的位置。

类似的,动脉穿刺置管也可以用超声引导来协助完成。应用超声引导穿刺的典型部位包括桡动脉、肱动脉和股动脉。只要临床医师熟悉动脉及其周围的解剖结构,平面内技术和平面外技术都可以使用。

外周静脉穿刺置管困难时也可以使用实时超声引导协助完成,此法尤其适用于前臂较深的静脉。

识别环甲膜

临床中常见的问题

对所有的麻醉医师来说,正确识别环甲膜是一项关键技术。当患者气管插管困难或不能有效氧合时,紧急环甲膜切开术能保住患者的性命。然而,这项技术在临床工作中很少进行,所以麻醉医师能正确识别环甲膜的能力比较有限。英国一项关于气道的研究显示,麻醉医师环甲膜切开的失败率高得惊人[33]。

最近一项关于在解剖标志不清的尸体上行环甲膜切开术的研究表明，超声引导法与触诊法相比，前者成功率提高了近6倍且损伤率降低[34]。在另外一项研究中发现，育龄期女性环甲膜的正确触诊率很低，在肥胖的女性中触诊难度更大[35]。对产妇进行研究时发现，只有71%的非肥胖产妇和39%的肥胖产妇通过触诊能正确识别环甲膜。虽然肥胖使解剖标志的触诊变得困难，但是研究人员表示，在脂肪组织增多的情况下，超声显示环甲膜并不困难[36]。

超声识别环甲膜的适应证

用超声识别环甲膜是一个全新的概念。研究人员强调，针对潜在困难气道风险的患者，制定相关的处理策略是十分有必要的，包括从始至终的一系列步骤[33]。由于产科人群的气道情况较复杂，且肥胖的患者越来越多，影响了抢救工作的进行。因此，产科麻醉医师应该做好充分准备，以应对无法插管和不能有效通气氧合等紧急事件。

在疑似因解剖异常或肥胖而导致气道困难的患者，在椎管内麻醉或全麻下剖宫产手术前应该预先标记好环甲膜的位置，这是非常有帮助的。此外，如果担心产妇分娩中出现气道困难，临床医师可以预先使用超声来标记气道，以防发生紧急情况。

操作方法

识别环甲膜时，患者取仰卧位，颈部伸展后做好标记。若随后需要行环甲膜切开术，则应在与超声扫查相同的位置进行穿刺。

触及胸骨上切迹后，将高频线阵探头以短轴切面直接放置在胸骨上切迹的上方。屏幕中间可见气管是一个周围高回声环而中心为低回声的结构，随后将探头横向往患者右侧移动，直到仅在屏幕左侧看到气管为止。然后探头逆时针旋转90°，保持纵切面(图3-15A)。可见一条高亮的强回声线，代表气道前表面的组织-空气边界。在这条线的浅层，可以看到一列小的圆形低回声结构，类似于串珠，这些结构代表每一个气管环。

随着探头逐步向头侧滑动，串珠的末端出现一个较大的卵圆形低回声结构，这是环状软骨(图3-15B，图3-15C)。环状软骨头侧的区域是环甲膜，将其标记出来。

现存的争议及未来的发展

超声在中心静脉穿刺置管中已经得到广泛的应用，初学者掌握得很快。但想熟练地掌握超声技术在脊柱、肺或胃部领域的使用，通常需要一定程度的训练。对于脊柱超声，通过阅读相关材料、观看视频演示、授课45分钟及模拟实践

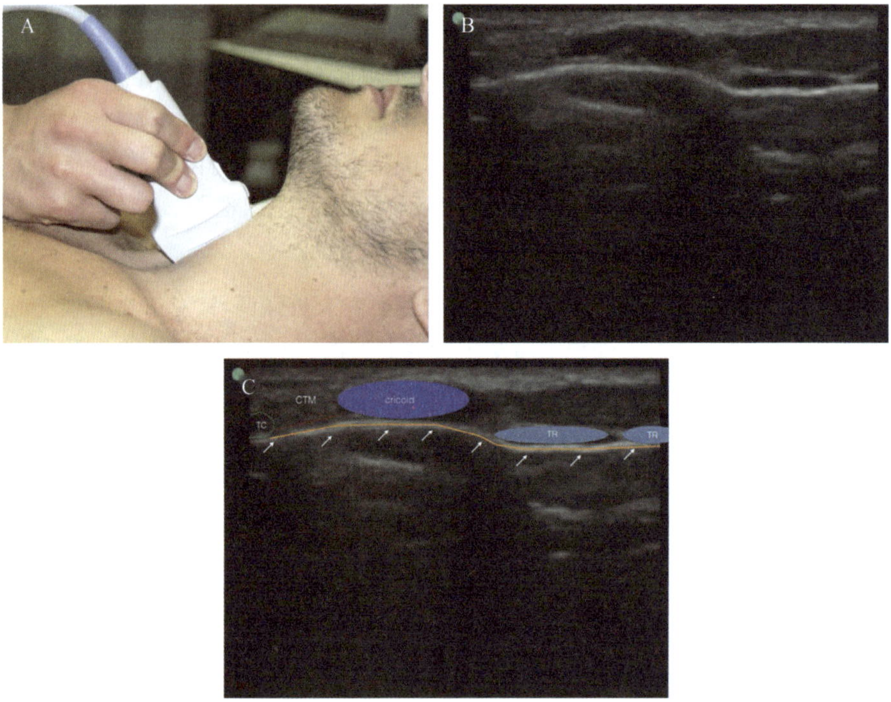

图 3-15 环甲膜超声扫查图

(A) 超声探头长轴扫查。(B,C) 对应的超声解剖,显示环甲膜、环状软骨、气管环和气管前壁。箭头表示气管前壁的组织-空气边界。CTM,环甲膜;TC,甲状软骨;TR,气管环;Cricoid,环状软骨

训练30分钟后,初学者也无法充分掌握相关的知识和操作技巧[37]。关于胃部超声,一组初学麻醉医师接受了正规的教学,包括3小时的互动式模拟训练,也需要完成近33例胃部超声检查后,才能使评估准确率达到95%[38]。对于初学者来说,如何在临床应用中提高超声检查的能力和熟练程度,如何全面掌握超声知识和需要达到多少病例数量等具体问题还有待确定。需要注意的是,超声相关的专业知识是反复在常规病例而非困难病例中实践获得的。

实时超声引导下进行中心静脉穿刺置管和外周神经阻滞,可以直接看到穿刺针,但引导椎管内麻醉仍有一定挑战。脊柱的超声扫查应在术前进行,以确定理想的椎间隙和最佳穿刺点,也有利于选择合适的穿刺角度,并评估穿刺针到达硬膜外腔的深度。在实时超声引导下行椎管内麻醉有一定的难度,主要因为:需要一位助手辅助完成超声检查及评估穿刺阻力的消失,需要保证严格无菌。已有关于实时超声引导下完成硬膜外阻滞的报道[39],但这仍然是一种新技术。

超声在麻醉领域中已得到广泛应用,但在麻醉医疗设备中它仍然是一种新

兴工具。临床上对胃部、肺部的超声检查虽然已经得到发展，但其在分娩人群中的直接效益仍有待确定，由于其运用还处于初级阶段，检查医师还需要进一步研究其可靠性、可行性以及对临床诊疗的作用。此外，超声引导下精准快速地定位环甲膜，对有难以预料的插管困难或氧合障碍的患者来说，其作用仍有待确定。不过脊柱超声的优势是显而易见的，得到了广泛的认可。此外，超声技术使中心静脉穿刺置管和外周神经阻滞变得容易，这一点更具说服力。如果条件允许，大多数麻醉医师更愿意在超声引导下进行这些操作。

超声在产科麻醉中的应用前景主要包括超声心动图和视神经鞘的扫查。超声心动图不再是心脏病专家的一项特殊技能，这项技术的有效性已经得到重症医师和麻醉医师的认同，且该技术可用于产房分娩过程中。此外，视神经鞘直径已被证明是检测颅内高压的可替代手段。对视神经鞘直径进行连续扫查，超声是种理想的工具，它可以评估先兆子痫患者脑水肿程度，且可指导临床诊疗[40]。英国连续三年的报告中一再表明，神经系统疾病是围产期产妇死亡的重要原因，于是强制要求对所有初发头痛或伴有非典型症状的妇女进行全面的神经系统评估[41]。有研究表明，视神经鞘超声检查结果异常的先兆性子痫人群中，20%的患者颅内压确实高于 20 mmHg[42]。

总结

超声在产科麻醉中的应用越来越多，超声技术辅助管理孕产妇的临床潜力也在日益增长。欲全面掌握超声相关的知识及技能，其学习周期尚不确定。此外，在部分日常实践中的应用效益也有待确定。值得注意的是，超声介入治疗在产科麻醉中的安全性、诊断的准确性和有效性都不容忽视。

（鲁月　邱昌明　翻译　麻伟青　审校）

参考文献

[1] National Institute for Clinical Excellence. Guidance on the use of ultrasound locating devices for placing central venous catheters. National Institute for Clinical Excellence; 2002. Available at: http://www.nice.org.uk. Accessed October 31, 2016.

[2] Rupp SM, Apfelbaum JL, Blitt C, et al. Practice guidelines for central venous access: a report by the American Society of Anesthesiologists Task Force on Central Venous Access. Anesthesiology, 2012, 116: 539-573.

[3] National Institute for Clinical Excellence. Ultrasound-guided regional nerve block. National Institute for Clinical Excellence; 2009. Available at: http://www.nice.org. uk. Accessed October 31, 2016.

[4] Kurinczuk J, Churchill D, Cox P, et al. Messages for the care of women who died between six weeks and a year after pregnancy. In: Knight M, Tuffnell D, Kenyon S, on behalf of MBBRACE-UK, et al, editors. Saving lives, improving mothers' care — surveillance of maternal deaths in the UK 2011 - 13 and lessons learned to inform maternity care from the UK and Ireland confidential enquiries into maternal deaths and morbidity 2009 - 13. Oxford (United Kingdom): National Perinatal Epidemiology Unit; University of Oxford, 2015, 71 - 81.

[5] Broadbent CR, Maxwell WB, Ferrie R, et al. Ability of anaesthetists to identify a marked lumbar interspace. Anaesthesia, 2000, 55: 1122 - 1126.

[6] Grau T, Bartusseck E, Conradi R, et al. Ultrasound imaging improves learning curves in obstetric epidural anesthesia: a preliminary study. Can J Anesth, 2003, 50: 1047 - 1050.

[7] Shaikh F, Brzezinski J, Alexander S, et al. Ultrasound imaging for lumbar punctures and epidural catheterisations: systematic review and meta-analysis. BMJ, 2013, 346: f1720.

[8] National Institute for Clinical Excellence. Ultrasound-guided catheterization of the epidural space. National Institute for Clinical Excellence; 2009. Available at: http://www.nice.org.uk. Accessed October 31, 2016.

[9] Chin KJ, Perlas A, Chan V, et al. Ultrasound imaging facilitates spinal anesthesia in adults with difficult surface anatomic landmarks. Anesthesiology 2011; 115: 94 - 101.

[10] Carvalho JC. Ultrasound-facilitated epidurals and spinals in obstetrics. Anesthesiol Clin, 2008, 26: 145 - 158.

[11] Mendelson CL. The aspiration of stomach contents into the lungs during obstetric anesthesia. Am J Obstet Gynecol, 1946, 52: 191 - 205.

[12] Cubillos J, Tse C, Chan VW, et al. Bedside ultrasound assessment of gastric content: an observational study. Can J Anesth, 2012, 59(4): 416 - 423.

[13] Levy DM. Pre-operative fasting — 60 years on from Mendelson. Contin Educ Anaesth Crit Care Pain, 2006, 6: 215 - 218.

[14] Chiloiro M, Darconza G, Piccioli E, et al. Gastric emptying and orocecal transit time in pregnancy. J Gastroenterol, 2001, 36: 538 - 543.

[15] Wong CA, Loffredi M, Ganchiff JN, et al. Gastric emptying of water in term pregnancy. Anesthesiology, 2002, 96: 1395 - 1400.

[16] Wong CA, McCarthy RJ, Fitzgerald PC, et al. Gastric emptying of water in obese pregnant women at term. Anesth Analg, 2007, 105: 751 - 755.

[17] Carp H, Jayaram A, Stoll M. Ultrasound examination of the stomach contents of parturients. Anesth Analg, 1992, 74: 683 - 687.

[18] Bataille A, Rousset J, Marret E, et al. Ultrasonographic evaluation of gastric content during labour under epidural analgesia: a prospective cohort study. Br J Anaesth, 2014, 112: 703 - 707.

[19] Kubli M, Scrutton MJ, Seed PT, et al. An evaluation of isotonic "sport drinks" during labor. Anesth Analg, 2002, 94: 404 - 408.

[20] Van de Putte P, Perlas A. Ultrasound assessment of gastric content and volume. Br J Anaesth, 2014, 113: 12 - 22.

[21] Dennis AT, Solnordal CB. Acute pulmonary oedema in pregnant women. Anaesthesia, 2012, 67: 646 - 659.

[22] Volpicelli G, Elbarbary M, Blaivas M, et al. International evidence-based recommendations for point-of-care lung ultrasound. Intensive Care Med, 2012, 38: 577 - 591.

[23] Noble VE, Lamhaut L, Capp R, et al. Evaluation of a thoracic ultrasound training module for the detection of pneumothorax and pulmonary edema by prehospital physician care

providers. BMC Med Educ, 2009, 9: 1.
[24] Zieleskiewicz L, Lagier D, Contargyris C, et al. Lung ultrasound-guided management of acute breathlessness during pregnancy. Anaesthesia, 2013,68: 97 - 101.
[25] McDonnell JG, Curley G, Carney J, et al. The analgesic efficacy of transversus abdominis plane block after cesarean delivery: a randomized controlled trial. Anesth Analg, 2008, 106: 186 - 191.
[26] McDermott G, Korba E, Mata U, et al. Should we stop doing blind transversus abdominis plane blocks? Br J Anaesth, 2012, 108: 499 - 502.
[27] Farooq M, Carey M. A case of liver trauma with a blunt regional anesthesia needle while performing transversus abdominis plane block. Reg Anesth Pain Med, 2008, 33: 274 - 275.
[28] Baeriswyl M, Kirkham KR, Kern C, et al. The analgesic efficacy of ultrasoundguided transversus abdominis plane block in adult patients: a meta-analysis. Anesth Analg, 2015, 121: 1640 - 1654.
[29] Belavy D, Cowlishaw PJ, Howes M, et al. Ultrasound-guided transversus abdominis plane block for analgesia after Caesarean delivery. Br J Anaesth, 2009, 103: 726 - 730.
[30] Abdallah FW, Halpern SH, Margarido CB. Transversus abdominis plane block for postoperative analgesia after Caesarean delivery performed under spinal anesthesia? A systematic review and meta-analysis. Br J Anaesth, 2012, 109: 679 - 687.
[31] Brass P, Hellmich M, Kolodziej L, et al. Ultrasound guidance versus anatomical landmarks for internal jugular vein catheterization. Cochrane Database Syst Rev, 2015, (1): CD006962.
[32] Batllori M, Urra M, Uriarte E, et al. Randomized comparison of three transducer orientation approaches for ultrasound guided internal jugular venous cannulation. Br J Anaesth, 2016, 116: 370 - 376.
[33] Cook TM, Woodall N, Frerk CO. Major complications of airway management in the UK: results of the Fourth National Audit Project of the Royal College of Anaesthetists and the Difficult Airway Society. Part 1: anaesthesia. Br J Anaesth, 2011, 106: 617 - 631.
[34] Siddiqui N, Arzola C, Friedman Z, et al. Ultrasound improves cricothyrotomy success in cadavers with poorly defined neck anatomy. A Randomized Control Trial. Anesthesiology, 2015, 123: 1033 - 1041.
[35] Aslani A, Ng SC, Hurley M, et al. Accuracy of identification of the cricothyroid membrane in female subjects using palpation: an observational study. Anesth Analg, 2012, 114: 987 - 992.
[36] You-Ten KE, Desai D, Postonogova T, et al. Accuracy of conventional digital palpation and ultrasound of the cricothyroid membrane in obese women in labour. Anaesthesia, 2015, 70: 1230 - 1234.
[37] Margarido CB, Arzola C, Balki M, et al. Anesthesiologists' learning curves for ultrasound assessment of the lumbar spine. Can J Anesth, 2010, 57: 120 - 126.
[38] Arzola C, Carvalho JC, Cubillos J, et al. Anesthesiologists' learning curves for bedside qualitative ultrasound assessment of gastric content: a cohort study. Can J Anesth, 2013, 60: 771 - 779.
[39] Karmakar MK, Li X, Ho AM, et al. Real-time ultrasound guided paramedian epidural access: evaluation of a novel in-plane technique. Br J Anaesth, 2009, 102: 845 - 854.
[40] Dubourg J, Javouhey E, Geeraerts T, et al. Ultrasonography of optic nerve sheath diameter for detection of raised intracranial pressure: a systematic review and meta-analysis. Intensive Care Med, 2011, 37: 1059 - 1068.
[41] Kemp B, MacKillop L, Yoong A, et al. Caring for women with cancer in pregnancy or postpartum. In: Knight M, Tuffnell D, Kenyon S, on behalf of MBBRACE-UK, et al, editors. Saving lives, improving mothers' care — surveillance of maternal deaths in the UK

2011－13 and lessons learned to inform maternity care from the UK and Ireland confidential enquiries into maternal deaths and morbidity 2009－13. Oxford（United Kingdom）：National Perinatal Epidemiology Unit；University of Oxford，2015：53－61.
[42] Dubost C，Le Gouez A，Jouffroy V，et al. Optic nerve sheath diameter used as ultrasonographic assessment of the incidence of raised intracranial pressure in preeclampsia：a pilot study. Anesthesiology，2012，116：1066－1071.

4. 讨论与汇报：促进分娩中团队间的沟通

艾米丽·麦奎德-汉森　梅·C. M. 派-史密斯

关键词

·术前讨论·术后汇报·不良事件汇报·患者安全性·产科麻醉

关键点

- 术前讨论的好处包括提高患者安全性、工作效率、促进交流沟通和团队合作。
- 术前讨论在大多数临床环境中都是有效且重要的，尤其适用于分娩。
- 常规术后汇报可以持续学习，改进流程并增强团队合作。
- 不良事件术后汇报对患者和医疗服务提供者都有利，并有助于预防“第二受害者”现象。

引言

分娩是一个独特的动态环境。附加病例、临产时间改变、急诊手术（这些在其他手术科室罕见的情况）是分娩的常规特征。患者病情处在持续且不可预知的变化中。这样的环境给麻醉医师和护理团队带来了极大的挑战。团队成员之间的交流对于维持患者安全至关重要，同时也能防止医疗工作者感到挫败和倦怠。

对于各种医疗情况和各类手术，术前讨论和术后汇报十分重要[1-6]。术前讨论可以提高患者的安全性，减少可预防性错误发生，提高效率以及促进对患者的多学科护理模式的持续发展。术后汇报可以针对普通病例或不良事件来进行，常规术后汇报的重要性与术前讨论类似，且通过对临床问题的回顾性认识以及对系统或设备问题的迅速识别，改进了诊疗的过程和质量。针对不良事件的汇报，形式略有不同，既有一些重叠之处，也有其独特的优势。与不进行讨论和汇

美国马萨诸塞州波士顿市杰克逊 440 水果街 55 号，哈佛医学院附属麻省总医院麻醉、危重症与疼痛医学科，邮编 021115

* 通信作者邮箱：emcquaid-hanson@mgh.harvard.edu

报可能对患者造成的伤害相比，权衡之后可以发现讨论和汇报的实施成本相当小。在本文中，作者探讨了术前讨论和相关程序的历史，解释何为“讨论和汇报”，简述了其潜在的组成部分、参与者及实施该形式存在的利弊，此外，本文还讨论了该形式运用于产科的独特优势。

历史回顾

讨论的概念源于足球界。1894 年，保罗 · D · 哈伯德(Paul D. Hubbard)是高立德大学(华盛顿特区的一个聋哑人和听力障碍者机构)的四分卫也是“讨论”的创造者。哈伯德将他的队友们紧紧地围成一个圈，以便于他能用手语传达下一节比赛的关键信息，而不会将自己的策略暴露给对手[7,8]。围成一圈，使团队成员之间能够进行眼神交流及清晰的沟通，保密，且最大限度地减小干扰。此后，“围成一圈”的商讨模式被广泛用于职业足球及其他体育运动中。然而，该模式被用于医学界的确切时间目前尚不清楚，但在 1993 年的文献中就有所涉及[9]。在 21 世纪中期，讨论模式在医疗实践中的应用正在多个领域得到广泛的研究和描述，尤其是在手术室和外科专科领域[1,10,11]。阿图 · 葛文德(Atul Gawande)2007 年在《纽约客》上发表的文章“清单”，以及他随后的非小说类畅销书“清单宣言”[12,13]，进一步提高了人们对诊疗流程改进来预防医疗错误重要性的认识，并激励了其他深入性的研究。

21 世纪的前 10 年中，医学界对“汇报”的关注遵循了类似的轨迹，其关注点主要是医疗人员相互交流对提高患者安全性、减轻医护人员的压力和倦怠作用的重要性。联合委员会等国内组织，将沟通中断视为造成 50%～70%的定点事件的根本原因[14,15]，导致患者病死率极高。此外，世界卫生组织(WHO)于 2009 年采取了一系列干预措施，旨在提高手术的安全性，这套干预措施包括外科手术安全核查表，术前情况介绍和术后情况汇报[16]。总而言之，人们越来越重视高水平的团队合作、沟通以及大局意识，旨在保障患者的安全、提高医务人员的幸福感和工作效率。在未来几年中，“讨论”这一模式将得到进一步研究及发展。

分娩的术前讨论：人物、内容、时间、地点

医护人员应以简报的形式进行术前讨论，目的是信息共享、强调团队合作、提高团队的安全意识。没有硬性要求谁应参与术前讨论、应讨论哪些信息，或者讨论的地点等：此处介绍的内容仅代表了部分形式。

人物：术前讨论中的参与者一般包括以下人员

- 外科医师/产科医师

- 麻醉医师
- 跟台护士
- 手术室巡回护士
- 患者

分娩的其他参与者还可包括助产士、分娩导乐和新生儿重症监护室人员。

内容：术前讨论的内容差异比较大，但通常包括以下内容

- 团队介绍和角色说明
- 确认患者身份、签署同意书和过敏情况
- 待进行的手术或操作、部位标记（如适用）
- 手术或操作的紧迫性
- 手术或操作的关键或非常规步骤
- 植入物、特殊设备的可用性及备用情况
- 回顾相关实验室结果
- 预期的失血量，备用子宫收缩剂或血制品
- 麻醉计划和所需监测，以及气道等其他麻醉注意事项
- 新生儿问题
- 抗生素给药/剂量
- 预防深静脉血栓形成
- 术后处置
- 其他问题

一些机构在术前讨论时使用核查表或其他认知辅助工具。核查表可以防止术前遗漏了某项讨论内容，还可以提示术前讨论的执行。这些优势并非微不足道，研究表明杂乱无章的术前讨论遵从性很差，特别是第一次实施时[19]。也有证据表明，定期使用检查表可以改善医师间的沟通，并在无法进行术前讨论的情况下能回想起手术关键步骤，比如剖宫产[17]。潜在的不利因素是降低了所涵盖信息类型和顺序的灵活性，在不断变化的临床情况下，削弱了医师“跳出框架思考”的能力，而且团队成员们可能会认为这份清单过于死板、生搬硬套[18]，所以不愿参与这个过程。

地点：讨论的确切位置没有讨论环境的质量重要。讨论可以在病房内、病房外、手术室或其他合适的地方进行。一个相对安静、不受其他因素干扰的地方，对实现清晰的交流和提高注意力来说是很重要的[20]。

为何进行术前讨论：术前讨论的好处

讨论的优点在产科和广泛的外科领域中已经得到了证实。

患者安全

研究表明讨论有助于提醒及时使用术前抗生素的和预防深静脉血栓的形成[2,21]，并减少手术室中意外或不良事件的发生率[20]。

效率

术前讨论并不会推迟手术开始的时间[20]，反而在一些情况下能及时或更早开始手术[11,23,24]。术前讨论也已被证明能够减少设备故障相关的意外[20,25]，提高外科医师对手术流程的认识[6]。

交流和合作

讨论可促进手术团队成员之间的交流[10,22,26]，提高团队合作意识[1,20,24]。通过多种机制可以改善沟通，比如可通过提供一种框架来规避手术室的传统分层结构[22]，指定一个特定的时间来共享信息、提出问题；或者把交流语言标准、统一化[26]。术前讨论能够促进护士和外科医师之间的交流，甚至是不同专科之间的交流，比如说外科医师和麻醉医师之间[1,10]，或者产科医师与新生儿医师之间[17]。有趣的是，术前讨论的实施也可以提高团队成员对团队自我行为评估的准确性，其自我评估的结果更加接近同行的评议[27]。

责任感与直抒己见

术前讨论增强了团队成员的责任感和参与感[26]，更有助于团队成员直接表达出自己的想法[19,22]，对于传统上被认为在手术室处于较低等级的护士和其他团队成员来说，这种作用更为明显。联合委员会、医学研究所等组织也表明，赋予团队成员与患者发言权，是提高患者安全性及避免不良后果发生的关键步骤[28,29]。术前讨论，允许并鼓励了所有团队成员在术前提出困惑之处并进行讨论。

为何不进行术前讨论——术前讨论的缺点

限制术前讨论进行的原因可以大致分为两种：手术流程和团队传统。手术流程主要与时间有关，人们普遍担心的是术前讨论会导致手术延误。但有证据表明，术前讨论要么不影响手术的开始时间，要么能提高准时开始率[11,22,24]，且有效的术前讨论可以在短短1分钟内完成[6]。然而，术前讨论的实施自然会有额外的费用支出，用于计划制定、材料准备和人员培训等，目前还没有与术前讨论支出直接的相关财务分析报告。考虑到手术室时间的高成本和不良患者预后

（如伤口感染和深静脉血栓形成），其潜在的利益有可能超过实施成本。

与手术流程相比，团队传统的限制可能更加顽强、难以反驳或规避。术前讨论强调的合作意识和反等级性质，可能挑战了高级医师的自主权和权威感[19]，其他团队成员也可能因缺乏同事的支持而感到沮丧。在某些情况下，术前讨论可能会加强现有专业间的等级制度，并且超越它。[30]。这些研究凸显了在实施这些变革时，强有力的领导权[31]和前期多学科合作的重要性。

学习与进步：术后汇报

常规的术后汇报是指术后进行的简短回顾。汇报的目的是趁热打铁，一起反思术中发生的不良或积极事件，识别并及时解决与手术设备或流程相关的问题。术后汇报也可以为今后的患者提供更合适的护理或手术计划[25]。

术后汇报的优点类似于术前讨论，能够提高团队的交流与合作能力[32,33]。实际上，这两种方案通常是同时实施和研究的。术后汇报通常是作为术前讨论的补充，它通常在手术结束后立即进行，有时也会在手术中进行，比如正在缝皮时。和术前讨论一样，术后汇报同样需要准备核查单或认知辅助工具。术后汇报的项目如下：

- 手术概况；包括总的失血量、尿量、静脉输液量、输血量及药物使用情况
- 病理标本应标记上患者的准确信息
- 术中哪些做得好/哪些可以做得更好
- 交流/安全问题
- 设备问题
- 效率问题
- 护理交接/术后计划

术后汇报的独特优势在于，手术团队能够积极参与进来并完善手术方案，比如可快速明确并及时解决设备相关问题。这不仅能提高了患者的安全和愈后[2,34,35]，还能显著提高手术室的效率[33,34,36]。学会反思，是我们学习的关键[37,38]。研究表明，进行术后汇报，可提高手术室工作人员的能力和效率。汇报时强调团队工作完成得十分出色，或对团队成员的表现进行评价，是术后汇报所特有的[38,39]。这不仅鼓舞了医疗工作者的士气，还能增强团队合作意识，提高了工作满意度[5]。

预防出现第二个受害者：不良事件发生后的汇报

不良医疗事件不仅影响患者的健康，对医疗工作者也会造成严重的心理影响[40]。“第二受害者”包含了受此类不良事件影响的医疗人员[40]。其另一层含

义涉及不良事件后接受护理的患者，其后续的护理效果可能会因护理人员的沮丧、注意力不集中或丧失信心受到影响[40,42]。不良事件发生后，参与者能从汇报中感受到来自同事的支持[43]，提高了学习和处理信息的能力[37]，无论在后续的个人还是团队工作中，能力都得到了提高[44-46]。术后汇报可以提高医护人员间的凝聚力和对病情认识的一致性，尤其是不良事件发生后，医护人员与患者进行高质量、有效的交流十分重要，因为这会直接影响患者对该不良事件的看法以及他们对护理的满意度[47]。

不良事件后的汇报与常规的术后汇报有许多共同之处，但也有一些独有的特征。不良事件汇报是在事件发生几小时到几周后进行，主要参与者应直接（护士、产科医师、麻醉师、新生儿科医师）或间接（例如病理科医师、放射科医师、其他专家）与事件相关。但有时也需要某些单位或部门的负责人、评估风险者、患者的辩护代理人或者心理咨询师的参与。不良事件汇报的形式是灵活、对话式的，通常需要有较强领导能力的人来带领，不仅需要指导讨论的进行，还应最大限度地减少讨论中的责备，鼓励大家参与沟通、共同学习[44,46,49]。

两种患者和恒定的变化：关于分娩的讨论与汇报

产科是一个极具挑战的医疗部门，患者情况总是处于动态变化中，并且每个产妇都代表了两名患者，需要多学科、多专业的医护人员参与每一位患者的护理，有时可能存在互相矛盾的护理方法。大部分妊娠期女性在整个诊疗过程中意识是完全清醒的，加上家属的频繁出现，参与其中的每个人都更加情绪化和焦虑。

鉴于这些原因，在产科建立起术前讨论和术后汇报这些常规流程是十分重要的。联合委员会对围产期导致死亡或永久性残疾的不良事件进行了根本原因的分析，其中包括 1996 年至 2004 年之间的 47 例不良事件[14]，结果显示其首要原因是沟通不当(72%)，超过半数的当事人都提及了文化障碍，例如等级制度、恐吓及缺乏团队合作。这些数据凸显了术前讨论与术后汇报的重要性，因为这些措施不仅可以促进团队交流，还可以解决诱发不良事件发生的文化差异[50]。尽管术前讨论和术后汇报看起来是一个很简单的步骤，但其带来的临床意义不容忽视，它让我们的患者及其婴儿在分娩过程中更快乐、更健康、更安全。

（向佳佳　王玲玲　翻译　麻伟青　审校）

参考文献

[1] Makary MA, Mukherjee A, Sexton JB, et al. Operating room briefings and wrong-site surgery.

J Am Coll Surg，2007，204(2)：236－243.
［2］ Paull DE，Mazzia LM，Wood SD，et al. Briefing guide study：preoperative briefing and postoperative debriefing checklists in the Veterans Health Administration medical team training program. Am J Surg，2010，200(5)：620－623.
［3］ Muething SE，Goudie A，Schoettker PJ，et al. Quality improvement initiative to reduce serious safety events and improve patient safety culture. Pediatrics，2012，130(2)：e423－431.
［4］ Brady PW，Muething S，Kotagal U，et al. Improving situation awareness to reduce unrecognized clinical deterioration and serious safety events. Pediatrics，2013，131(1)：e298－308.
［5］ Hill MR，Roberts MJ，Alderson ML，et al. Safety culture and the 5 steps to safer surgery：an intervention study. Br J Anaesth，2015，114(6)：958－962.
［6］ Jain AL，Jones KC，Simon J，et al. The impact of a daily pre-operative surgical huddle on interruptions，delays，and surgeon satisfaction in an orthopedic operating room：a prospective study. Patient Saf Surg，2015，9：8.
［7］ Gannon J. Deaf heritage：a narrative of deaf America. Silver Spring（MD）：National Association of the Deaf；1981.
［8］ Glymph DC，Olenick M，Barbera S，et al. Healthcare utilizing deliberate discussion linking events（HUDDLE）：a systematic review. AANA J，2015，83(3)：183－188.
［9］ Nacht ES. 14 Ingredients of "the huddle" in the practice of pediatric dentistry. J Clin Pediatr Dent，1993，17(4)：211－212.
［10］ Awad SS，Fagan SP，Bellows C，et al. Bridging the communication gap in the operating room with medical team training. Am J Surg，2005，190(5)：770－774.
［11］ Nundy S，Mukherjee A，Sexton JB，et al. Impact of preoperative briefings on operating room delays：a preliminary report. Arch Surg，2008，143(11)：1068－1072.
［12］ Gawande A. The Checklist. The New Yorker 2007.
［13］ Gawande A. The checklist manifesto：how to get things right. New York：Metropolitan Books；2009.
［14］ Preventing infant death and injury during delivery. Jt Comm Perspect 2004；24(9)：14－15.
［15］ Sentinel Event Data：Root Causes by Event Type 2004 － 2013. Joint Commission on Accreditation of Healthcare Organizations. Available at：https://www. jointcommission. org/sentinel_event.aspx. Accessed November 22，2016.
［16］ World Health Organization. Guidelines for Safer Surgery. Geneva（Switzerland）：World Health Organization；2009. Available at：http://www.who.int/patientsafety/safesurgery/tools_resources/9789241598552/en/. Accessed November 22，2016.
［17］ Dadiz R，Weinschreider J，Schriefer J，et al. Interdisciplinary simulation-based training to improve delivery room communication. Simul Healthc，2013，8(5)：279－291.
［18］ Kacmar R，editor. Every woman who delivers by cesarean deserves a pre-operative huddle，in SOAP Patient Safety Committee "How We Do It" Expert Opinion. Society for Obstetric Anesthesia and Perinatology. Available at：https://soap.org/expert-opinions-every-woman.php. Accessed November 22，2016.
［19］ Khoshbin A，Lingard L，Wright JG. Evaluation of preoperative and perioperative operating room briefings at the Hospital for Sick Children. Can J Surg，2009，52(4)：309－315.
［20］ Einav Y，Gopher D，Kara I，et al. Preoperative briefing in the operating room：shared cognition，teamwork，and patient safety. Chest，2010，137(2)：443－449.
［21］ Lingard L，Regehr G，Cartmill C，et al. Evaluation of a preoperative team briefing：a new communication routine results in improved clinical practice. BMJ Qual Saf，2011，20(6)：475－482.

[22] Ali M, Osborne A, Bethune R, et al. Preoperative surgical briefings do not delay operating room start times and are popular with surgical team members. J Patient Saf, 2011, 7(3): 139-143.
[23] Wright JG, Roche A, Khoury AE. Improving on-time surgical starts in an operating room. Can J Surg, 2010, 53(3): 167-170.
[24] Bethune R, Sasirekha G, Sahu A, et al. Use of briefings and debriefings as a tool in improving team work, efficiency, and communication in the operating theatre. Postgrad Med J, 2011, 87(1027): 331-334.
[25] Papaspyros SC, Javangula KC, Adluri RK, et al. Briefing and debriefing in the cardiac operating room. Analysis of impact on theatre team attitude and patient safety. Interact Cardiovasc Thorac Surg, 2010, 10(1): 43-47.
[26] Goldenhar LM, Brady PW, Sutcliffe KM, et al. Huddling for high reliability and situation awareness. BMJ Qual Saf, 2013, 22(11): 899-906.
[27] Paige JT, Aaron DL, Yang T, et al. Implementation of a preoperative briefing protocol improves accuracy of teamwork assessment in the operating room. Am Surg, 2008, 74(9): 817-823.
[28] Sentinel events: evaluating cause and planning improvement. 2nd edition. Oakbrook Terrace (IL): Joint Commission on Accreditation of Healthcare Organizations; 1998.
[29] Committee on Quality of Health Care in America. To err is human: building a safer health system. In: Kohn LT, Corrigan JM, Donaldson MS, editors. Creating safety systems in health care organizations. Washington, DC: Institute of Medicine, 1999, 102-155.
[30] Whyte S, Cartmill C, Gardezi F, et al. Uptake of a team briefing in the operating theatre: a Burkean dramatistic analysis. Soc Sci Med, 2009, 69(12): 1757-1766.
[31] Paull DE, Mazzia LM, Izu BS, et al. Predictors of successful implementation of preoperative briefings and postoperative debriefings after medical team training. Am J Surg, 2009, 198(5): 675-678.
[32] Berenholtz SM, Schumacher K, Hayanga AJ, et al. Implementing standardized operating room briefings and debriefings at a large regional medical center. Jt Comm J Qual Patient Saf, 2009, 35(8): 391-397.
[33] Wolf FA, Way LW, Stewart L. The efficacy of medical team training: improved team performance and decreased operating room delays: a detailed analysis of 4863 cases. Ann Surg, 2010, 252(3): 477-483 [discussion: 483-485].
[34] Weiner E, Bar J, Fainstein N, et al. The effect of a program to shorten the decision-to-delivery interval for emergent cesarean section on maternal and neonatal outcome. Am J Obstet Gynecol, 2014, 210(3): 224.e1-6.
[35] Zuckerman SL, France DJ, Green C, et al. Surgical debriefing: a reliable roadmap to completing the patient safety cycle. Neurosurg Focus, 2012, 33(5): E4.
[36] Porta CR, Foster A, Causey MW, et al. Operating room efficiency improvement after implementation of a postoperative team assessment. J Surg Res, 2013, 180(1): 15-20.
[37] McGreevy JM, Otten TD. Briefing and debriefing in the operating room using fighter pilot crew resource management. J Am Coll Surg, 2007, 205(1): 169-176.
[38] Ahmed M, Sevdalis N, Paige J, et al. Identifying best practice guidelines for debriefing in surgery: a tri-continental study. Am J Surg, 2012, 203(4): 523-529.
[39] Miller KK, Riley W, Davis S, et al. In situ simulation: a method of experiential learning to promote safety and team behavior. J Perinat Neonatal Nurs, 2008, 22(2): 105-113.
[40] Waterman AD, Garbutt J, Hazel E, et al. The emotional impact of medical errors on practicing physicians in the United States and Canada. Jt Comm J Qual Patient Saf, 2007,

33(8): 467 - 476.

[41] Scott SD, Hirschinger LE, Cox KR, et al. The natural history of recovery for the healthcare provider "second victim" after adverse patient events. Qual Saf Health Care, 2009, 18(5): 325 - 330.

[42] Bognar A, Barach P, Johnson JK, et al. Errors and the burden of errors: attitudes, perceptions, and the culture of safety in pediatric cardiac surgical teams. Ann Thorac Surg, 2008, 85(4): 1374 - 1381.

[43] Tan H. Debriefing after critical incidents for anaesthetic trainees. Anaesth Intensive Care, 2005, 33(6): 768 - 772.

[44] McDonnell LK, JK, Dismukes RK. Facilitation LOS debriefings: a training manual, in NASA Technical memorandum. 1997.Available at: https://www.faa.gov/training_ testing/training/aqp/library/media/Final_Training_TM.pdf. Accessed November 22, 2016.

[45] Mathieu JE, Heffner TS, Goodwin GF, et al. The influence of shared mental models on team process and performance. J Appl Psychol, 2000, 85(2): 273 - 283.

[46] Darling M, Parry C, Moore J. Learning in the thick of it. Harv Bus Rev, 2005, 83(7): 84 - 92, 192.

[47] Duclos CW, Eichler M, Taylor L, et al. Patient perspectives of patient-provider communication after adverse events. Int J Qual Health Care, 2005, 17(6): 479 - 486.

[48] Rudolph JW, Simon R, Rivard P, et al. Debriefing with good judgement: combining rigorous feedback with genuine inquiry. Anesthesiol Clin, 2007, 25(2): 361 - 376.

[49] Salas E, Klein C, King H, et al. Debriefing medical teams: 12 evidence-based best practices and tips. Jt Comm J Qual Patient Saf, 2008, 34(9): 518 - 527.

[50] Lyndon A, Zlatnik MG, Wachter RM. Effective physician-nurse communication: a patient safety essential for labor and delivery. Am J Obstet Gynecol, 2011, 205(2): 91 - 96.

5. 妊娠晚期接受全身麻醉：对胎儿神经认知发育有影响吗？

安玛莉·德·蒂娜[a]　阿尔温德·普兰妮塞米[b,*]

关键词

•胎儿的神经发育•胎儿手术•麻醉药对发育期胎儿的神经毒性•母体麻醉•宫内暴露•妊娠晚期麻醉

关键点

- 关于发育期啮齿类和非人类灵长类的很多动物实验表明，很多麻醉药会产生神经毒性，这些药物通过增加神经元的凋亡，使发育期动物出现远期的行为学障碍。
- 在出生后的啮齿类动物中，麻醉剂的发育性神经毒性已经得到了很好的研究，但新的证据表明，对啮齿类动物妊娠期的母体使用麻醉药物，这种神经毒性也发生在宫内的胎儿身上。
- 尽管很多证据表明长期使用麻醉药物对胎儿大脑是有害的，但是对于在妊娠晚期暴露的动物，于此观点是存在争议的。
- 灵长类动物产前模型的新证据表明，右美托咪定不会导致神经元凋亡。
- 相关的人体临床研究稀少且证据相互矛盾，尚不足以得出有意义的结论。

在过去的十年里，很多经典的动物实验都表明，在大脑发育的关键时期，无论是使用吸入麻醉药还是静脉麻醉药，都会导致普遍的神经元凋亡和行为异常[1-4]。主要影响的时期是突触形成时期，对于人类来说就是孕晚期到出生后的前几年[5,6]。因此这些基础研究引起了临床麻醉医师的广泛关注[7]。这篇文章将详细介绍麻醉药对妊娠中晚期动物模型发育性神经毒性影响的基础研究，并

作者无特殊申明

a 美国马萨诸塞州波士顿弗朗西斯街 75 号 CWN L1，布列根妇女医院麻醉、围术期与疼痛医学科产科麻醉学组，邮编 021115

b 美国马萨诸塞州波士顿弗朗西斯街 75 号 CWN L1，布列根妇女医院麻醉、围术期与疼痛医学科，邮编 021115

* 通讯作者邮箱：APALANISAMY@BWH.HARVARD.EDU

讨论这些研究与人类的相关性。

孕晚期全身麻醉

在美国，每年有 8 万多名产妇接受非产科手术[8]。尽管椎管内麻醉在产科非常成熟，但在一些特殊情况下，比如紧急剖宫产、创伤手术、急性阑尾炎、急性胆囊炎、胎儿介入手术，全麻也有用武之地[8-11]。虽然妊娠后期使用全身麻醉的安全性还未得到证实，但在一些欧洲国家，全麻剖宫产率高达 5%～44%[12,13]。相较之下，在美国也有很多孕晚期妇女实施全麻，但如此高的比例不太常见。至今，母体麻醉对胎儿神经发育的影响还没有得到广泛地研究，但有确凿的证据表明，孕晚期药物或环境的影响会导致胎儿成年后皮质结构的缺陷和行为异常，这个问题很值得深入研究[14-17]。首先，很多麻醉药物是亲脂性的，极易通过胎盘屏障，影响胎儿大脑。李(Li)等人的研究证实，母体吸入 1.3%的异氟醚 6 小时后，测得脑内异氟醚浓度在母体/胎儿的比例接近 1(分别是 0.43 μmol/g 和 0.40 μmol/g)[18]。丙泊酚同样容易通过胎盘屏障[19]，且其平均血浆浓度在母体/胎儿比例高达 15(分别是 5.4 μg/mL 和 0.35 μg/mL)[20]。其次，由于孕妇本身特点，导致某些手术复杂程度增加，有时需要高浓度的麻醉剂(大约 1.5 倍最低麻醉剂浓度)才能使子宫充分松弛，降低早产风险。因此，因实际临床需要，无形中也增加了胎儿暴露于全麻药物的风险。

孕晚期胎儿神经发育的情况

为了更深入地理解全麻药物对孕晚期胎儿神经发育的影响，我们有必要对孕晚期时神经发育的关键点进行论述。神经发育主要是由基因决定的，但也受环境因素和药物因素的影响。神经细胞的增殖和分化在妊娠中期的后期已经趋于完成，而孕晚期神经系统发育主要表现为脑神经元各种连接的建立，以及皮质容积的快速(五倍速)增长[21]。从妊娠晚期到出生后 2～3 岁是神经发育的关键时期，在这个时期突触以每周 4%的速度(大约每分钟 4 万个)快速形成，同时树突和髓鞘大量增长，皮质层爆棚式增厚。这些过程的主要驱动因素包括一系列神经递质，其中 γ-氨基丁酸(GABA)和谷氨酸至关重要[22-24]。在这个大脑发育的关键时期，有害的刺激或者神经递质的释放受抑制，会导致远期的大脑功能障碍，比如孕妇的全身麻醉。因此，若胎儿暴露于某些通过调节 GABA 受体和谷氨酸的 NMDA 受体而发挥作用的全麻药物，这些主要神经递质通路的功能将会受到影响，从而影响胎儿的神经发育。

全麻药物神经毒性的动物实验

对于发育期全麻药物的神经毒性，我们所了解的结果大多都来源于啮齿类和非人类灵长类的动物实验。这篇综述主要关注来自怀孕动物模型中的证据，并将这些知识运用于临床产科麻醉，以推断麻醉药物可能产生的不良影响。所有的研究都直观的列入表 5－1 中。

啮齿类动物研究

第一次关于全身麻醉药在发育期的神经毒性的研究是在新生啮齿动物（产后 0～7 天）中[1]进行的。事实上，这个时期的啮齿动物脑的发育情况相当于人类孕晚期胎儿的大脑发育情况[5]，所以这些实验结果可以直接适用于人体临床中。但是，该结论的外推忽略了怀孕期间母体激素对胎儿大脑发育的影响。研究发现，在整个孕期甚至分娩期，雌激素、孕激素、催产素都会影响胎儿大脑的发育[25-27]。考虑到新生动物与胎儿激素环境不同，我们只选取了妊娠晚期啮齿类动物的研究结果，希望能得出更有意义的结论。

吸入麻醉药

早期研究中，李等人给妊娠 21 天（E21，相当于妊娠晚期）的大鼠吸入 1.3%的异氟醚 6 小时，这个实验是关于吸入麻醉药最早的研究之一，其结果却与新生啮齿类动物模型得出的结果相反，该实验发现给药后胎儿海马 CA1 区神经细胞的生理性凋亡减少，且大鼠青年期和成年期在 Morris 水迷宫实验中的空间参考记忆和学习能力没有受到任何影响[18]。有趣的是，研究者用更高浓度的异氟醚（吸入 3%异氟醚＋100%O_2 1 小时）[28]重复了该实验，发现在海马 CA1 区和后皮质区神经元凋亡增加，同时，在脑损伤早期时会释放的星状细胞蛋白—S100－β 的血浆浓度也增加。空白组（100%O_2 1 小时）和吸入 1.3%异氟醚 1 小时组均与神经元凋亡无关，但在这个实验中，远期学习和记忆是否被影响并没有做评估。虽然在豚鼠实验中，孕早期胎儿的大脑对麻醉引起的损伤表现出明显的易感性，但是对妊娠晚期（妊娠天数＞50 天，妊娠总时间 59～72 天）的豚鼠实施“鸡尾酒”麻醉（吸入 0.55%异氟醚＋75% N_2O＋咪达唑仑 1 mg/kg）后，未显示神经细胞凋亡有增加，这与最早的新生大鼠研究结果一致[29]。当这些研究扩展到妊娠晚期或中期的啮齿类动物时，有相当多的证据表明暴露于麻醉药物会产生有害影响。在妊娠中期（E14），单次暴露于 1.4%的异氟醚（1MAC）4 小时，对大鼠后代的空间工作记忆造成长期损害，同时降低了焦虑情绪[30]。本研究虽未探讨其机制，但后续工作证实，妊娠中期的啮齿动物吸入异氟醚或七氟醚等吸入性麻醉药后，可使细胞凋亡蛋白酶－12 上调，同时下调了神经可塑性相关蛋白 GAP－43，降低

表 5－1　麻醉药物神经毒性在妊娠中晚期的研究概述

作　者	药物	作用时间	动物模型	妊娠时间	妊娠期	组织病理学	脑　区	行为学研究	结　论
布兰布林克等人[40]，2012	氯胺酮	5 h IV INF	恒河猴	E120	中、晚期	AC3	多个大脑包括：前脑、中脑、小脑、脑干	无	细胞凋亡增加5倍
陈等人[45] 2015	全身麻醉下剖宫产	无	人	E20～42周	中、晚期	无	无	自闭症	通过全麻剖宫产分娩的新生儿，患自闭症的风险比阴道分娩高出52%
克里夫等人[46] 2015	胎儿全麻暴露或者2岁以内的婴儿	无	人	E0～2岁	全期	无	无	自闭症	无证据表明与自闭症有关联
克里雷等人[42] 2013	丙泊酚	5 h IV INF	恒河猴	E120	中、晚期	AC3，铜银染色法，分形蛋白，MBP，GFAP，Iba1，PDGFRa，NeuN，DAPI	多个大脑包括：前脑、中脑、小脑、脑干	无	胎儿大脑凋亡神经元和少突胶质细胞数量均增加2.5倍
克里雷等人[41] 2014	异氟醚	5 h	恒河猴	E120	中、晚期	AC3，铜银染色法，分形蛋白，MBP，GFAP，Iba1，PDGFRa，CC－1，NeuN，DAPI	多个大脑包括：前脑、中脑、小脑、脑干	无	神经元细胞死亡增加4倍。少突细胞凋亡比神经元凋亡更为严重

（续表）

作　者	药物	作用时间	动物模型	妊娠时间	妊娠期	组织病理学	脑　区	行为学研究	结　论
董等人[36] 2016	氯胺酮	单次 IP	大鼠	E17	晚期	BrdU，DAPI	皮质（室区和室下区）	无	剂量为20 mg/kg或更高的氯胺酮对神经细胞增殖的抑制作用呈剂量依赖性
孔等人[32] 2012	1.3% ISO	4 h	大鼠	E14-出生	中、晚期	CHOP，C12a，突触结构变化	海马区	后天空间记忆和学习障碍	神经元凋亡，突触结构的改变
孔等人[31] 2011	1.3% ISO + 30% O_2 和 3% ISO + 30% O_2	1 h	大鼠	E14	中期	AC3	海马- C1 区	后天空间记忆和学习障碍	与对照组和1.3%的异氟醚相比，3%的异氟醚有更多的神经退行性变
库等人[43] 2014	右美托咪定，氯胺酮	12 h INF	猕猴	E120	中、晚期	AC3，TUNEL，铜银染色，HE	额叶皮质，中脑，小脑、髓质和脑干	无	低、高剂量右美托咪定均未诱导细胞凋亡。氯胺酮引起细胞凋亡和变性
李等人[38] 2014	丙泊酚，脂肪乳剂	1 h vs 2 h vs 脂肪乳剂 2 h vs 盐水 2 h	大鼠	E18	晚期	无	无	眼睛发育迟缓，反应迟缓	2 h 丙泊酚组大鼠的大脑重量及体重在出生后第10天有减轻（出生当天与出生后28天无差异）
李等人[18] 2007	1.3% ISO	6 h	大鼠	E21	晚期	AC3，TUNEL	海马区和皮质层	无记忆/学习损害	细胞凋亡在第2小时下降，但在第18小时或产后第5天没有下降

（续表）

作　者	药物	作用时间	动物模型	妊娠时间	妊娠期	组织病理学	脑　区	行为学研究	结　论
帕拉尼萨姆等人[30] 2011	1.4% ISO	4 h	大鼠	E14	中期	无	无	空间记忆受损，焦虑减少	胎儿空间记忆受损
里兹等人[29]，2008	ISO+N_2O+咪达唑仑	4 h	豚鼠	E50$^+$	晚期	AC3,C9,NeuN和 Nissl	脾后、顶叶、扣带回、枕叶和梨状皮质区；杏仁核，小脑带，海马和前丘脑	无	在妊娠晚期接受麻醉的胎儿中，神经细胞凋亡无明显增加，但早期胎儿大脑对麻醉诱导的损伤表现出明显的易感性
斯利克尔等人[39] 2007	氯胺酮	24 h INF	恒河猴	E122	中、晚期	AC3，Fluoro-JadeC，铜银染色，TUNEL，原位杂交和自显影，EM	完整大脑	无	细胞凋亡的增加。电镜结果表明，暴露于氯胺酮的细胞本质上发生凋亡、坏死了
斯普朗格等人[44] 2009	全麻剖宫产	—	人	剖宫产	晚期	无	无	无	顺产和剖宫产风险相似
王等人[28] 2009	1.3% ISO，3% ISO	1 h	大鼠	E21	晚期	AC3，全血中的 S100－β	海马CA1区和后皮质区	无	与吸入 1.3% 异氟醚相比，3% 异氟醚大鼠的海马和脾后皮质出现神经退行性变

（续表）

作　者	药物	作用时间	动物模型	妊娠时间	妊娠期	组织病理学	脑　区	行为学研究	结　论
熊等人[37] 2014	丙泊酚	2 h	大鼠	E18	晚期	AC3，突触小泡蛋白，Nissl，NeuN	海马CA1和CA3区	丙泊酚组的探索和学习行为减少	AC3水平升高，神经元密度降低，突触素水平降低
赵等人[34] 2014	氯胺酮	2 h	大鼠	E14	中期	Nissl，BrdU，Golgi-Cox，BDNF，PSD－95，NR1，NR2A，NR2B	海马CA1和CA3区	抑郁、焦虑类行为和记忆受损	暴露于氯胺酮的胎儿大脑表现出神经元丢失、锥体神经元异常和海马细胞增殖减少
赵等人[35] 2016	氯胺酮	2 h	大鼠	E14	中期	PSD－95，突触小泡蛋白，NR2A，NR2B，TUNEL，AC3，Nissl，Golgi-Cox	前额皮质	无	胎儿氯胺酮暴露可导致神经细胞凋亡、细胞丢失和海马前额皮质区的神经元发育受损
郑等人[33] 2013	2.5%SEV 2 h或4，1% SEV6 h	2 h和6 h	小鼠	E14	中期	IL－6，PSD－95，突触小泡蛋白，AC3，肌动蛋白B	整个大脑半球	学习和记忆受损	诱导细胞凋亡，增加IL－6水平，降低突触后密度和突触素水平

缩写词：AC3，活化的caspase－3，细胞凋亡标记物；BDNF，脑源性神经营养因子；BrdU/溴脱氧尿嘧啶核苷，s期（DNA合成期）细胞标记物；C12a，caspase－12抗体；C9，caspase－9，细胞凋亡标记物；CC－1，成熟少突胶质细胞标记物；CHOP，C/EBP，同源转录因子蛋白；DAPI，4′，6－二脒基－2－苯基吲哚，检测提示凋亡细胞死亡的核染色质模式的异常变化；E，胚胎天数；EM，电子显微镜成像技术；分形蛋白，由半胱天冬酶介导的肌动蛋白水解的分解产物；GFAP，胶质纤维酸性蛋白；Golgi-Cox，树突长度和分支数；HE，HE染色；Iba1，小胶质细胞和巨噬细胞的标记物；INF，持续泵注；IP，腹腔注射；IV，静脉注射；MBP，髓鞘碱性蛋白，识别年轻少突胶质细胞；NeuN，神经元核抗原，成熟神经元的标记物；Nissl，神经细胞染色；NR1，NR2A，NR2B，NMDA亚基；PDGFRα，血小板源性生长因子受体α，OL祖细胞的标记物；PSD－95，突触后密度蛋白95；TUNEL，末端脱氧核苷酸转移酶dUTP刻痕末端标记物；ISO，异氟醚。

了胎儿海马区的总突触数，且导致胎儿大脑炎症的发生，增加了细胞凋亡蛋白酶-3的激活[31-33]。因此总的来说，相比于妊娠晚期，在妊娠中期胎儿的大脑似乎更容易受到吸入麻醉药的不良影响。过去认为，在怀孕期间实施紧急非产科手术的最佳时间是在妊娠中期，此时器官生成已经完成，早产风险较低，但以上研究与这一观点相悖，并且这个观点从来没有被科学地证实过。根据目前的证据，麻醉剂可能对早期神经发育有害，所以我们有必要重新讨论这个观点。

静脉麻醉药

妊娠晚期静脉麻醉药神经毒性的数据不如吸入性麻醉药神经毒性的数据可靠。给妊娠中期的大鼠(E14)静脉注射镇静剂量的氯胺酮，2小时后发现胎儿大脑的神经元损失，海马区细胞增殖减少，出现抑郁和焦虑行为，且青少年时期的记忆力减退。这些异常与海马体中谷氨酸受体NMDA亚类型表达不平衡有关[34,35]。此外，在E17(孕晚期的早期)使用临床剂量(2 mg/kg)氯胺酮，也降低了胎儿大鼠皮质层室内带的细胞增殖，提示神经生成可能会受到损害[36]。在妊娠末期(E18)大鼠静脉泵注丙泊酚2小时[0.4 mg/(kg·min)]，可在6小时后发现胎儿大脑细胞凋亡蛋白酶-3的激活，海马神经元密度也在出生后第10天和第28天降低。此外，暴露于丙泊酚的子代大鼠在旷场实验中表现出较少的探索性活动，在桡臂迷宫任务中表现出空间工作记忆能力受损[37]。同一组研究人员在另一项实验中还发现，胎儿在妊娠晚期暴露于丙泊酚2小时，可能导致新生儿期神经反射发育不良[38]。总的来说，氯胺酮和丙泊酚与吸入性麻醉药不同，在妊娠晚期给药会对胎儿神经发育产生不良的影响，但造成这种差异的原因至今仍不清楚。

非人灵长类动物的研究

吸入与静脉麻醉药

氯胺酮是非人类灵长类动物研究中研究最广泛的麻醉剂之一。斯利克尔(Slikker)等人[39]的研究是关于麻醉药物对非人灵长类胎儿影响的第一个研究。在研究中，研究人员对妊娠后期(妊娠122天，总妊娠期约165天)猕猴持续输注氯胺酮24小时，与对照组相比，这种暴露与胎儿大脑神经元凋亡的显著增加有关。虽然长达24小时的麻醉在现实中并不常见，但宫内胎儿暴露在麻醉中达5小时的研究中，也出现了大脑神经元凋亡的增加。在对妊娠猕猴进行的一系列实验中，布兰布林克(Brambrink)的研究发现使用麻醉剂会导致胎儿脑神经退行性变的独特模式。与其相似的一个实验中[40]，研究人员给妊娠120天的猕猴(相当于人类的妊娠晚期)单次注射10 mg/kg的氯胺酮后，以每小时10～85 mg/kg的速度持续泵注，将麻醉深度维持在中等水平，对照组则静脉注射生理盐水，在此期间对猕猴进行全面的监测，无论在生理指标的监护还是在围麻醉期的护理都达到手术室水平。在停止给药3小时后，使用活化的细胞凋亡蛋白酶-3（凋亡的标记物）评估胎儿大脑神经元的死亡情况。结果发现与对照组相比，氯胺酮可使胎儿大脑神经元的凋亡增加约5倍，这是一种独特的神经退行性变，受影响最严重的大脑区域是小脑、尾状核、壳核和伏隔核，而大多数啮齿动物受影响的主要区域——海马，在猕猴研究中却受到较少的影响。

目前研究已经扩展到与临床更相关的吸入和静脉麻醉药。Creeley[41]等让妊娠中后期的猕猴吸入1%～1.5%异氟醚，以维持适度手术麻醉深度（对照组动物未接受任何麻醉）。实验结果与氯胺酮类似，与对照组相比，异氟醚可导致胎儿大脑神经元细胞死亡增加4倍。有意思的是，这项研究的研究人员还量化了胎儿异氟醚暴露后少突细胞的死亡数目，并证实了少突细胞凋亡比神经元凋亡更严重（分别为59%和41%）。此外，在一项类似的研究中，怀孕的恒河猴接受了持续5小时的丙泊酚麻醉（对照组无麻醉），麻醉过程平稳、监测良好，无麻醉意外发生[42]。麻醉结束3小时后，丙泊酚组胎儿大脑的神经元和少突胶质细胞的凋亡数量都增加了约2.5倍。值得注意的是，受丙泊酚影响的脑区与受异氟醚影响的脑区相似。此外，最近的数据表明，即使在妊娠第120天（妊娠中期）持续输注高剂量的右美托咪定12小时，对食蟹猴胎儿额区皮质层的神经细胞凋亡也没有影响[43]。这一结论并不意外，大多数不良的神经发育事件都是由于调节了谷氨酸或GABA能通路而导致的，与肾上腺素受体无关。

来自非人类灵长类动物模型的有力证据显示，母体在妊娠晚期接受麻醉容易影响胎儿的大脑发育，尤其是在长时间使用麻醉剂的情况时（≥5小时）这种影响更为明显。然而，目前尚不清楚接受较短时间的麻醉（临床实践中最常见的情况）是否会导致类似的不良神经病理学效应。此外，与啮齿类动物的研究相比，神经元凋亡可能增加了2.5～5倍，但我们不知道这种神经退行性变是否会导致远期学习和记忆功能障碍。这一关键问题只有在对短时间的麻醉进行专门研究，并对非人类灵长类动物的学习和记忆能力进行综合评估后才能得到解答。

人体临床研究

相对可靠的动物数据并没有得到大量临床研究的支持。在唯一一项精心设计的以人群为基础的出生队列研究中（明尼苏达州奥姆斯特德县）[44]，作者提出了这样一个问题：剖宫产过程中暴露于全身麻醉或区域麻醉是否会增加孩子学习障碍的风险。作者利用1976—1982年出生在明尼苏达州奥姆斯特德县的所有儿童的教育和医疗记录，直接比较了在全麻（$n=193$）、区域麻醉下（$n=304$）剖宫产和顺产的儿童的学习障碍发生率。发现全麻剖宫产组与顺产组儿童的学习障碍发生率无显著差异，但区域麻醉后剖宫产出生的婴儿学习障碍发生率明显降低。令人欣慰的是，即使是母亲紧急情况下（推测是由于胎儿生命受到威胁)需要接受全身麻醉，孩子远期学习障碍的发生率也没有增高。当然，学习障碍只是大脑功能改变的指标之一，人类其他功能领域是否受到影响还有待观察。最近的研究探索了妊娠晚期接受全身麻醉与后代自闭症之间的关系，但结果存在争议。陈等人[45]使用倾向性评分匹配技术来调整潜在的危险因素，评估了剖宫产时全身麻醉与自闭症风险之间的联系(这些数据来自台湾注册机构)。在这项研究中，与阴道分娩相比，孕妇剖宫产采用全身麻醉后胎儿患自闭症的风险增加了 52%。相反，波多黎各的一项以人群为基础的相似的队列研究，尽管研究涵盖了怀孕期间和出生后两年内的麻醉暴露，并没有发现任何证据表明两者之间存在关联[46]。仍需要后续的研究来确定麻醉对非产科手术和新生儿神经发育结果是否有影响。

总结

在啮齿类动物和非人灵长类动物研究中，妊娠晚期的胎儿大脑似乎容易受到吸入和静脉麻醉药的影响，尤其是在长期使用药物的情况下。除右美托咪定外，大多数静脉麻醉药均会对神经发育产生不良的后果，吸入麻醉药对神经发育是否有影响，其结果仍是模糊的。人类研究发现，全身麻醉下的紧急剖宫产手术与胎儿远期的学习障碍无关，但可能增加自闭症风险。许多混杂因素的普遍存在，包括促使全身麻醉需求增加的因素，所以对于全麻是否对妊娠晚期胎儿神经发育有影响，还未得出强有力的结论。

（鲁月　普俊杰　翻译　李娜　审校）

参考文献

[1] Jevtovic-Todorovic V, Hartman RE, Izumi Y, et al. Early exposure to common anesthetic agents causes widespread neurodegeneration in the developing rat brain and persistent learning deficits. J Neurosci, 2003, 23(3): 876 - 882.

[2] Fredriksson A, Ponten E, Gordh T, et al. Neonatal exposure to a combination of N-methyl-D-aspartate and gamma-aminobutyric acid type A receptor anesthetic agents potentiates apoptotic neurodegeneration and persistent behavioral deficits. Anesthesiology, 2007, 107(3): 427 - 436.

[3] Paule MG, Li M, Allen RR, et al. Ketamine anesthesia during the first week of life can cause long-lasting cognitive deficits in rhesus monkeys. Neurotoxicol Teratol, 2011, 33(2): 220 - 230.

[4] Stratmann G, Sail JW, May LD, et al. Isoflurane differentially affects neurogenesis and long-term neurocognitive function in 60-day-old and 7-day-old rats. Anesthesiology, 2009, 110(4): 834 - 848.

[5] Clancy B, Darlington RB, Finlay BL. Translating developmental time across mammalian species. Neuroscience, 2001, 105(1): 7-17.
[6] Dobbing J, Sands J. Comparative aspects of the brain growth spurt. Early Hum Dev, 1979, 3(1): 79-83.
[7] Palanisamy A. Maternal anesthesia and fetal neurodevelopment. Int J Obstet Anesth, 2012, 21(2): 152-162.
[8] Cheek TG, Baird E. Anesthesia for nonobstetric surgery: maternal and fetal considerations. Clin Obstet Gynecol, 2009, 52(4): 535-545.
[9] Goodman S. Anesthesia for nonobstetric surgery in the pregnant patient. Semin Perinatol, 2002, 26(2): 136-145.
[10] Jancelewicz T, Harrison MR. A history of fetal surgery. Clin Perinatol, 2009, 36(2): 227-236, vii.
[11] Tran KM. Anesthesia for fetal surgery. Semin Fetal Neonatal Med, 2010, 15(1): 40-45.
[12] Stourac P, Blaha J, Klozova R, et al. Anesthesia for cesarean delivery in the Czech Republic: a 2011 national survey. Anesth Analg, 2015, 120(6): 1303-1308.
[13] Jenkins JG, Khan MM. Anaesthesia for Caesarean section: a survey in a UK region from 1992 to 2002. Anaesthesia, 2003, 58(11): 1114-1118.
[14] Berman RF, Hannigan JH. Effects of prenatal alcohol exposure on the hippocampus: spatial behavior, electrophysiology, and neuroanatomy. Hippocampus, 2000, 10(1): 94-110.
[15] Cuzon VC, Yeh PW, Yanagawa Y, et al. Ethanol consumption during early pregnancy alters the disposition of tangentially migrating GABAergic interneurons in the fetal cortex. J Neurosci, 2008, 28(8): 1854-1864.
[16] Uban KA, Sliwowska JH, Lieblich S, et al. Prenatal alcohol exposure reduces the proportion of newly produced neurons and glia in the dentate gyrus of the hippocampus in female rats. Horm Behav 2010; 58(5): 835-843.
[17] Ang ES Jr, Gluncic V, Duque A, et al. Prenatal exposure to ultrasound waves impacts neuronal migration in mice. Proc Natl Acad Sci USA, 2006, 103(34): 12903-12910.
[18] Li Y, Liang G, Wang S, et al. Effects of fetal exposure to isoflurane on postnatal memory and learning in rats. Neuropharmacology, 2007, 53(8): 942-950.
[19] Dailland P, Cockshott ID, Lirzin JD, et al. Intravenous propofol during cesarean section: placental transfer, concentrations in breast milk, and neonatal effects. A preliminary study. Anesthesiology, 1989, 71(6): 827-834.
[20] Ngamprasertwong P, Dong M, Niu J, et al. Propofol Pharmacokinetics and estimation of fetal propofol exposure during mid-gestational fetal surgery: a maternal-fetal sheep model. PLoS One, 2016, 11(1): e0146563.
[21] de Graaf-Peters VB, Hadders-Algra M. Ontogeny of the human central nervous system: what is happening when? Early Hum Dev, 2006, 82(4): 257-266.
[22] Ben-Ari Y. Excitatory actions of gaba during development: the nature of the nurture. Nat Rev Neurosci, 2002, 3(9): 728-739.
[23] Wang DD, Kriegstein AR. Defining the role of GABA in cortical development. J Physiol, 2009, 587(Pt 9): 1873-1879.
[24] LoTurco JJ, Owens DF, Heath MJ, et al. GABA and glutamate depolarize cortical progenitor cells and inhibit DNA synthesis. Neuron, 1995, 15(6): 1287-1298.
[25] McCarthy MM. Estradiol and the developing brain. Physiol Rev, 2008, 88(1): 91-124.
[26] Tsutsui K. Progesterone biosynthesis and action in the developing neuron. Endocrinology, 2008, 149(6): 2757-2761.
[27] Tyzio R, Cossart R, Khalilov I, et al. Maternal oxytocin triggers a transient inhibitory

switch in GABA signaling in the fetal brain during delivery. Science, 2006, 314(5806): 1788 - 1792.

[28] Wang S, Peretich K, Zhao Y, et al. Anesthesia-induced neurodegeneration in fetal rat brains. Pediatr Res, 2009, 66(4): 435 - 440.

[29] Rizzi S, Carter LB, Ori C, et al. Clinical anesthesia causes permanent damage to the fetal guinea pig brain. Brain Pathol, 2008, 18(2): 198 - 210.

[30] Palanisamy A, Baxter MG, Keel PK, et al. Rats exposed to isoflurane in utero during early gestation are behaviorally abnormal as adults. Anesthesiology, 2011, 114(3): 521 - 528.

[31] Kong F, Xu L, He D, et al. Effects of gestational isoflurane exposure on postnatal memory and learning in rats. Eur J Pharmacol, 2011, 670(1): 168 - 174.

[32] Kong FJ, Tang YW, Lou AF, et al. Effects of isoflurane exposure during pregnancy on postnatal memory and learning in offspring rats. Mol Biol Rep, 2012, 39(4): 4849 - 4855.

[33] Zheng H, Dong Y, Xu Z, et al. Sevoflurane anesthesia in pregnant mice induces neurotoxicity in fetal and offspring mice. Anesthesiology, 2013, 118(3): 516 - 526.

[34] Zhao T, Li Y, Wei W, et al. Ketamine administered to pregnant rats in the second trimester causes long-lasting behavioral disorders in offspring. Neurobiol Dis, 2014, 68: 145 - 155.

[35] Zhao T, Li C, Wei W, et al. Prenatal ketamine exposure causes abnormal development of prefrontal cortex in rat. Sci Rep, 2016, 6: 26865.

[36] Dong C, Rovnaghi CR, Anand KJ. Ketamine exposure during embryogenesis inhibits cellular proliferation in rat fetal cortical neurogenic regions. Acta Anaesthesiol Scand, 2016, 60(5): 579 - 587.

[37] Xiong M, Li J, Alhashem HM, et al. Propofol exposure in pregnant rats induces neurotoxicity and persistent learning deficit in the offspring. Brain Sci, 2014, 4(2): 356 - 375.

[38] Li J, Xiong M, Alhashem HM, et al. Effects of prenatal propofol exposure on postnatal development in rats. Neurotoxicol Teratol, 2014, 43: 51 - 58.

[39] Slikker W Jr, Zou X, Hotchkiss CE, et al. Ketamine-induced neuronal cell death in the perinatal rhesus monkey. Toxicol Sci, 2007, 98(1): 145 - 158.

[40] Brambrink AM, Evers AS, Avidan MS, et al. Ketamine-induced neuroapoptosis in the fetal and neonatal rhesus macaque brain. Anesthesiology, 2012, 116(2): 372 - 384.

[41] Creeley CE, Dikranian KT, Dissen GA, et al. Isoflurane-induced apoptosis of neurons and oligodendrocytes in the fetal rhesus macaque brain. Anesthesiology, 2014, 120(3): 626 - 638.

[42] Creeley C, Dikranian K, Dissen G, et al. Propofol-induced apoptosis of neurones and oligodendrocytes in fetal and neonatal rhesus macaque brain. Br J Anaesth, 2013, 110(Suppl 1): i29 - 38.

[43] Koo E, Oshodi T, Meschter C, et al. Neurotoxic effects of dexmedetomidine in fetal cynomolgus monkey brains. J Toxicol Sci, 2014, 39(2): 251 - 262.

[44] Sprung J, Flick RP, Wilder RT, et al. Anesthesia for cesarean delivery and learning disabilities in a population-based birth cohort. Anesthesiology, 2009, 111(2): 302 - 310.

[45] Chien LN, Lin HC, Shao YH, et al. Risk of autism associated with general anesthesia during cesarean delivery: a population-based birth-cohort analysis. J Autism Dev Disord, 2015, 45(4): 932 - 942.

[46] Creagh O, Torres H, Rivera K, et al. Previous Exposure to Anesthesia and Autism Spectrum Disorder (ASD): A Puerto Rican Population-Based Sibling Cohort Study. Bol Asoc Med P R, 2015, 107(3): 29 - 37.

6. 臀位外倒转术的产科和麻醉方法

斯蒂芬妮·林[a]　詹妮弗·卢赛罗[a,b,*]

关键词

·臀位外倒转术·臀位外倒转术的椎管内麻醉技术·臀位的处理方法·臀位外倒转术的风险和并发症

关键点

- 臀位是临床上最常见的异常胎位，臀位外倒转术（External cephalic version, ECV）是矫正臀位相对安全的一种方法。
- 椎管内镇痛已成功应用于改善 ECV 预后（改善产妇疼痛评分和提高外倒转术成功率），并能有效地减少 ECV 尝试次数，同时降低臀位剖宫产费用。
- 美国妇产科医师协会（American College of Obstetricians and Gynecologists, ACOG）针对臀位妊娠建立了一整套诊治流程，可降低臀位外倒转术成功实施后的剖宫产概率，同时为初次尝试 ECV 失败后提供相应的治疗方案。

引言

臀位外倒转术（External cephalic version, ECV）是经产妇腹壁手动转动胎儿，使其从臀位变为头位的择期手术[1-3]。臀位可通过实施 ECV，增加胎儿经阴道分娩的概率（图 6－1）。

臀位

臀位是最常见的异常胎位之一，约占分娩总数的 3%～4%[1]。当胎儿的四

作者无特殊申明

a 美国加利福尼亚州旧金山市加州大学旧金山分校医学院，麻醉与围术期医学科产科麻醉学部，邮编 94143；

b 美国加利福尼亚州旧金山市加州大学旧金山分校医学院，妇产和生殖遗传学科，邮编：94143

* 通信作者地址：美国加利福尼亚州旧金山市帕纳斯大道 513 号 S455e 室，邮编：94143－0464513。邮箱：Jennifer.Lucero@ucsf.edu

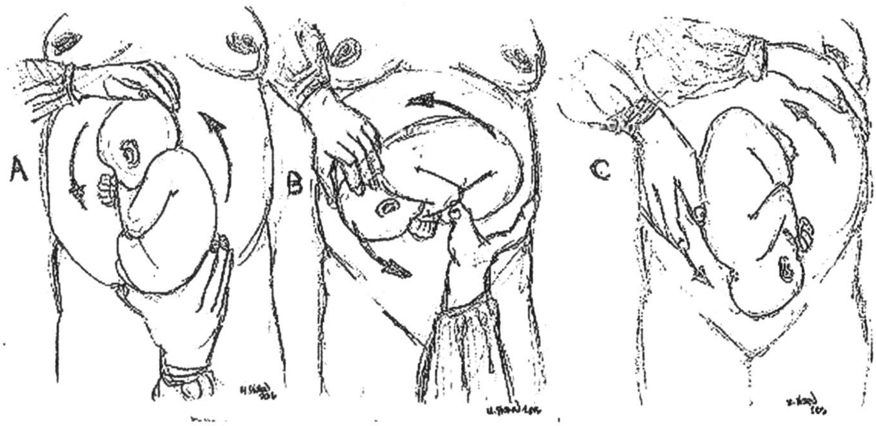

图 6－1 外倒转术：胎儿从臀位旋转为头位

(A) 向上推起并翻转胎儿臀部。(B) 胎儿头部被推向骨盆。(C) 倒转完成。

肢或骨盆进入孕妇骨盆入口时就有可能发生。通过产科检查可拟诊为臀位，但确诊需行超声检查。臀位可分为三类：单臀位（又称为腿直臀位）、完全臀位和不完全臀位。单臀位（腿直臀位）时，胎儿双髋关节屈曲，双膝关节直伸。完全臀位时，胎儿双髋关节及双膝关节均屈曲。不完全臀位时，胎儿单腿或双腿伸至臀部以下（图 6－2）。

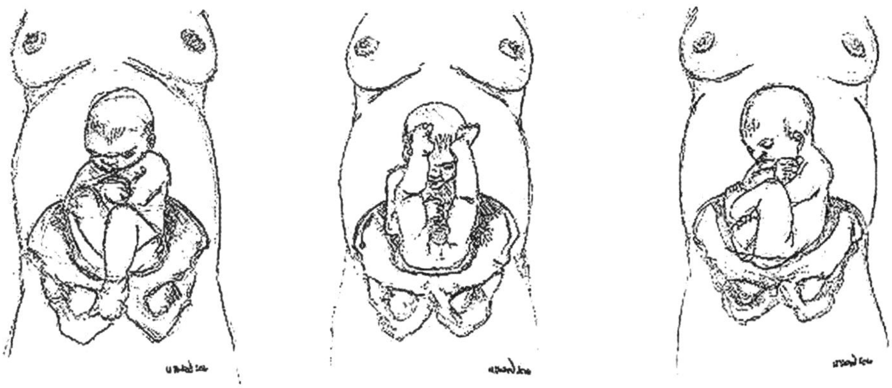

不完全臀位　　单臀位(腿直臀位)　　完全臀位

图 6－2 臀位的分类

病因学

在多数妊娠过程中，臀位是偶然发生的。然而在某些情况下，由于产妇解剖异常或者胎儿异常而使胎儿自然旋转成头位的进程受阻。在妊娠 28 周前，胎儿通常在羊水中所占比例较小，胎儿可自由地从臀位旋转至头位。随着胎龄和胎儿体重的增加，羊水体积相对胎儿减小，使胎儿体位旋转更加困难。

单胎臀位的发生率因胎儿出生体重而异，并与胎龄呈负相关[1]。（表6-1）

表6-1 单胎臀位的发生率与出生体重和胎龄的相关性

出生体重(g)	胎龄(周)	发生率(%)
1 000	28	35
1 000～1 499	28～32	25
1 500～1 999	32～34	20
2 000～2 499	34～36	8
2 500	36	2～3
所有体重	—	3～4

臀位的相关因素

臀位与产妇及胎儿的多个因素相关[4]。产妇因素包括：多胎妊娠分娩后子宫扩张、既往臀位妊娠和子宫畸形（肿瘤、肌瘤、骨盆狭窄，缪勒氏异常：纵隔或者双角子宫）[4]。胎儿相关因素包括：脐带短、女性胎儿、脑积水、胎儿窒息、先天性髋关节脱位、先天无脑畸形、先天性脊柱裂、脑脊膜脊髓膨出、家族性自主神经功能障碍和染色体三体异常（13，18，21）[5]。其他产科相关因素包括既往臀位分娩，前置胎盘或宫底胎盘，羊水体积异常（羊水过少或羊水过多）以及胎儿生长受限。

臀位的处理

若臀位持续至妊娠36周后，则应采取相应治疗措施并为分娩做出相应计划：

- 在临产前实施ECV，若操作成功则进行试产，如果失败，则行剖宫产。
- 不进行ECV尝试，直接择期行剖宫产术。
- 若臀位分娩并发症风险较低，产妇可进行一次臀位经阴道分娩试产。

臀位经阴道分娩

产妇及新生儿的诸多风险与臀位经阴道分娩相关。美国妇产科医师协会（ACOG）推荐：臀位经阴道分娩的决定应基于医师的专业技术、患者并存的危险因素以及医院相应的处理流程[6]。知情同意书应详细说明所有与产妇和新生儿相关的严重并发症。臀位分娩的产妇需符合以下要求：无胎盘或脐带异常，无剖宫产手术史，不伴有胎儿异常可能导致难产的情况，预计胎儿体重大于2 000 g且小于4 000 g，胎龄≥36周，无胎头过伸、单臀位或完全臀位，自然分娩，同时需要臀位分娩经验丰富的医护人员以及实施紧急剖宫产的医疗设施可立即到位。

臀位经阴道分娩的并发症

臀位经阴道分娩的风险包括新生儿疾病，如胎儿宫内死亡、胎儿宫内窒息、脐带脱垂、分娩损伤，头部嵌顿、缺血性脑病、脊髓损伤、胎心率异常[7]。在2006年ACOG发布了关于单胎足月臀位分娩方式的最新协会意见。在2001年ACOG发布的第一版协会意见主要基于足月臀位试产，当时认为单胎足月臀位应择期经阴道分娩的意见现在已不再合适。ACOG当时援引了围产期和新生儿期死亡率数据，研究人员证实臀位经阴道分娩组的上述死亡率高于择期剖宫产手术组。然而，从2001年开始，同一组研究人员（足月臀位试产）又发表了多篇论文，他们进行了三个随访研究，调查分娩后3个月及2年时产妇及新生儿的预后。在上述时间节点上，研究人员发现剖宫产组和经阴道分娩组在产妇和新生儿预后方面并无差异。几项来自荷兰的回顾性研究发现，当医疗中心拥有臀位经阴道分娩经验丰富的医护人员，并严格遵循臀位经阴道分娩候选人的选择流程，在这些医疗中心行臀位经阴道分娩并不增加新生儿的发病率及死亡率。在2006年通过文献回顾，ACOG调整了其协会意见，认为可在符合下列条件的医疗中心开展臀位经阴道分娩，即医疗中心拥有臀位经阴道分娩技术娴熟的医护人员，同时建立并遵循严格的候选人选择流程及分娩管理流程。另外，ACOG明确要求产科医师在提供并实施ECV前需为产妇提供全面的专业咨询，告知其经阴道分娩相比于剖宫产而言，围产期及新生儿期发病率及死亡率可能更高[6]。近期一项来自芬兰的产科回顾性研究发现，新生儿重症发病率为1.3%，这个数据与发表于2000年的足月臀位妊娠行择期剖宫产术的发病率相似[8]。鉴于接受过单胎臀位经阴道分娩培训的产科医师数量有限，故而绝大多数的足月臀位妊娠的产妇仅接受了ECV和（或）剖宫产治疗。

臀位外倒转术

ECV是医师经产妇腹壁手动转动胎儿，使其从臀位变为头位的操作技术。另一临床很少使用的操作技术，称为内倒转术，也可以辅助臀位分娩。

外倒转术的发展史

亚里士多德时代（384—332 BC）就已开始应用ECV[9]。在20世纪70年代中期前，ECV应用于妊娠足月之前，这是因为人们认为妊娠足月后很难成功实施 ECV。后来 ECV 应用逐渐减少，部分源于其操作相关围产期死亡率较高，以及人们认为实施剖宫产是更为安全的选择。然而，从 20 世纪 80 年代早期开始，基于多项研究取得了良好的结果，美国再次开始应用 ECV。由于 ACOG 协会意见推荐实施 ECV，同时产妇更加崇尚自然分娩，目前许多美国医疗机构可提供 ECV。

操作 /技术

先与产妇探讨实施 ECV 的风险、收益以及替代治疗方案，在产妇签署知情同意书后，方可实施 ECV。与患者探讨的操作风险应包括操作过程中可能出现的不适/疼痛，恶心/呕吐、胎儿心动过缓，且可能由于持续心动过缓需实施急诊剖宫产，胎盘早剥、羊膜破裂、脐带脱垂、胎儿母体输血综合征，以及罕见的子宫破裂。术前必须用超声检查确认胎位，并排除胎儿或子宫异常。亦须实施胎心无负荷实验，且胎心监测结果必须判定为有反应型。在尝试实施 ECV 前，通常需给予宫缩抑制剂以防子宫收缩或应激，代表性药物为特他布林，可肌内注射或是静脉给药。另外，如果产妇血型为 Rh 阴性，应为其输注 Rh 免疫球蛋白，但须除外胎儿血型为 Rh 阴性或产妇已致敏的情况[10]。臀位外倒转术操作如下，临床医师双手置于产妇腹壁，一只手上托胎儿臀部并使其从产妇骨盆移出至子宫底，同时另一只手将胎头向前翻滚移动至产妇骨盆内。这种技术被称为前滚翻法(Forwardroll)[6]。若此操作不成功，则可尝试使用后滚翻法。后滚翻法操作过程中，临床医师左手置于胎儿臀部，向产妇右侧推移并上托臀部至子宫底。可将胎儿头部轻柔的推向产妇左侧并下转。同时临床医师应适当施压以固定胎儿臀部。总而言之，操作时用力应稳定且轻柔，并应避免反复推动胎儿。操作期间应注意间断进行多普勒胎心音监测或是超声监测，以确保无胎儿心动过缓。当出现以下情况时，应立即停止外倒转术操作：出现任何可提示胎儿宫内窘迫的症状，反复多次操作尝试均失败，产妇无法忍受操作。如果外倒转术操作成功，产妇可以在听取指导和注意事项后出院。如果操作不成功，产妇可在之后再次尝试 ECV，或行择期剖宫产，若产妇所在医疗机构具有臀位经阴道分娩资质，亦可与产妇探讨并评估臀位经阴道分娩可行性。

影响臀位外倒转术成功与否的相关因素

许多前瞻性和回顾性研究显示产妇和胎儿相关因素将会影响 ECV 的成功率。致使 ECV 成功率降低的相关因素包括[11-13]：

- 前置胎盘
- 初产妇
- 羊水体积减小

- 臀位胎儿已降至骨盆中
- 肥胖
- 单臀位
- 胎膜破裂
- 子宫畸形(双角子宫)
- 胎盘位于子宫侧壁或是子宫角
- 腹壁肌肉紧张
- 胎头无法触及
- 子宫肌层薄弱

臀位外倒转术的风险和禁忌证

临床医师必须为每一位产妇权衡 ECV 的并发症及风险。一个 2008 年的荟萃分析(84 项研究,12 955 名产妇,ECV 实施于妊娠 36 周后)显示 ECV 的严重不良预后较为罕见[3]。

外倒转术的风险,总体并发生风险为 6.1%,其中短暂胎心率改变为 4.7%,胎儿母体输血综合征为 0.9%,急诊剖宫产术为 0.4%,阴道出血量为 0.3%,胎膜破裂为 0.2%,胎儿死亡为 0.2%,脐带脱垂为 0.2%,胎盘早剥为 0.2%(经授权摘录自 Grootscholten K, Kok M, Oei SG, Mol BW, van der Post JA. External cephalic version-related risks: a meta-analysis. Obstet Gynecol. 2008; 112(5): 1143 - 1151)。

若存在致使胎儿发病率升高或外倒转术成功率降低的因素时,绝对禁忌实施 ECV 操作[14]。

这些因素包括:

- 胎盘异常需行剖宫产术(胎盘植入,前置胎盘)
- 胎儿或产科因素需行剖宫产术
- 严重羊水过少或胎膜破裂
- 胎心音不良
- 胎儿或子宫显著畸形(脑积水,纵隔子宫)
- 胎头过伸
- 胎盘早剥
- 多胎妊娠
- 未经治疗的胎儿贫血或水肿

相对禁忌证包括孕妇高血压/先兆子痫且症状严重,羊水体积减小,胎儿生长受限。妊娠期间出现同种异体免疫反应的情况下,若胎儿已经过宫内输血治疗且不再贫血时,产科医师经谨慎权衡后可考虑尝试进行 ECV。

时机和预后

医疗机构通常于妊娠足月前实施 ECV，且若此时 ECV 成功，其后胎儿仍保持头位的可能性高。当 ECV 出现并发症并需行急诊剖宫产术时，足月或接近足月的胎儿肺部发育成熟，故而不需要长时间复苏。多个大型产科学会的共识认为，大多数医疗机构通常将初次的 ECV 尝试安排在孕龄>37 周[10]。

目前相关的最大型的临床研究是早期臀位外倒转术 2 临床研究（Early External Cephalic Version 2，EECV2），该研究针对足月后实施 ECV 及足月前实施 ECV 进行了比较。[13]该研究共纳入 1 543 名单胎臀位妊娠的产妇并将其随机分为两组，一组在妊娠 34～36 周时实施 ECV，另一组在妊娠≥37 周时实施 ECV。主要研究结果表明相较于晚期实施 ECV，早期实施 ECV 后胎儿分娩时处于非头位的概率显著降低（49.1%和 41.1%；相对风险度[RR]0.84，95%置信区间[CI]0.75～0.94）。早期实施 ECV 其剖宫产发生率无显著降低（52%和 56%；RR 0.93，95% CI 0.85～1.02）。早期实施 ECV 与晚期实施 ECV 相比，无显著的早产风险（<37 周）（6.5%和 4.4%，RR 1.48，95% CI 0.97～2.26）。在此临床研究中，两组产妇分娩时的平均妊娠时间为 39.1 周。每组有 3%～4%的并发症发生率，最常见的并发症是胎心音不良。

一项 2015 年 Cochrane 荟萃分析纳入了 5 项临床研究并得出结论，妊娠 34～36 周实施 ECV 与妊娠 37 周实施 ECV 相比，非头位分娩的发生率降低（RR 0.81，95%CI 0.74～0.90）[2]。尽管如此，此研究的结果仍无法证实以下观点，即非头位分娩概率降低不能使整体剖宫产率也等比例下降（RR 0.92，95%CI 0.85～1.00）。所以，医师应针对每一位产妇仔细权衡早期 ECV 的利弊。早期行 ECV 可能出现的弊端，如早产，以及早期成功行 ECV 带来的优势，二者之间应仔细权衡。但鉴于各个医疗机构的临床指南以及其相应的新生儿危重症监护诊疗中心的能力水平不同，早期行 ECV 术可能并非最优选择。

增加臀位外倒转术成功率的辅助措施

临床医师已经尝试了诸多辅助措施以促进子宫及腹壁肌肉松弛，从而减轻操作过程中产妇的不适及疼痛，以利于改变胎儿体位。

声振刺激

一项小型研究探索了声振刺激对于 ECV 的潜在辅助作用[15]。声振刺激可用于刺激胎儿从中线脊柱位转至外侧脊柱位；从而更易于临床医师操作胎儿，同时提高操作成功率。在一项研究中，声振刺激治疗组中 22 个胎儿有 19 个成功实施ECV，而对照组中12个胎儿中仅有一个胎儿成功实施ECV。因此，应进行大样本量的临床研究以证实声振刺激的有效性；不论如何，此技术经济，耐受性好，且无临床证实的伤害性。

艾灸

艾灸是用艾草进行治疗的一种传统方法，其可直接应用于针灸治疗针上或是紧靠患者皮肤燃烧。人们长期以来一直相信，在特定部位联合使用针灸及艾灸，如脚趾外侧(BL67)，可协助胎儿从非头位转至头位。一项多中心随机对照临床研究，纳入406例已在妊娠33周至35周应用超声证实为臀位的产妇，并将其随机分为真艾灸组，假艾灸组，和常规治疗组。该研究的主要观察指标为分娩时为头位：58.1%真艾灸组的产妇为足月头位分娩，而假艾灸组为43.4%(RR 1.34，95% CI 1.05～1.70)。常规治疗组中，44.8%的产妇为足月头位分娩(RR 1.29，95% CI 1.02～1.64)。需治疗的产妇为8人(95% CI 4～72)，同时研究者在治疗中未发现任何严重不良反应[16]。然而，最近有更多的单中心随机对照临床研究试验显示，艾灸并无显著纠正臀位的效果[17,18]。鉴于目前尚无艾灸治疗期间不良反应的临床报道，患者目前仍愿意使用此治疗方式。

羊膜腔灌注术

两项临床试验针对经腹壁羊膜腔灌注术辅助ECV的功效进行了研究。一项病例研究中，ECV操作失败的6名产妇经羊膜腔注入700～900 mL的温盐水溶液后，再次实施ECV操作后倒转为头位[19]。另一项队列研究证实，羊膜腔灌注乳酸林格氏液至羊水指数达到15并不能提高ECV术的成功率[20]。但是两项临床研究样本量均较小，并且研究结论不一致。此技术缺乏足够的临床数据支持其有效性，且潜在羊膜破裂及绒毛膜羊膜炎的风险。所以，并不推荐应用羊膜腔灌注来辅助ECV。

宫缩抑制剂

β1受体激动剂，如特布他林，利托君，沙丁胺醇，是常用的宫缩抑制剂。其不良反应是产妇及胎儿心动过速，但常可耐受。多数医疗机构在行ECV术前15分钟给予特布他林0.25 mg肌内注射或是静脉注射。一篇2015年的综述分析了6项应用或未使用宫缩抑制剂的ECV研究数据[2]。此综述证实，与未使用宫缩抑制剂相比，应用宫缩抑制剂与头位分娩概率升高相关(RR 1.68，95% CI 1.14～2.48)，与初产妇及经产妇的剖宫产率降低相关(RR 0.77，95% CI 0.67～0.88)。

硝酸甘油

硝酸甘油是一种快速有效的子宫肌肉松弛剂。一项2002年的系统回顾证实，针对未足月的子宫收缩、剖宫产术中胎儿取出时以及 ECV 操作中，经不同途径给予小剂量硝酸甘油（静脉注射，舌下含服，贴剂），与安慰剂组相比，子宫肌肉并未得到有效松弛[21]。另一项临床研究对比了 ECV 术前舌下含服硝酸甘油（0.8 mg）与静脉输注利托君（111 μg/min），发现硝酸甘油组存在更多不良反应，如头痛及血压改变[22]。更重要的是，舌下含服硝酸甘油组的患者其倒转成功率更低。

钙通道阻滞剂

硝苯地平，是常见的钙通道阻滞剂之一，已被当作宫缩抑制剂应用于未足月分娩的产妇。一篇 2011 年的综述回顾了两项应用硝苯地平的临床试验。一项临床试验对比了硝苯地平和特布他林。另一项临床试验对比了硝苯地平和安慰剂，两项临床研究均证实应用硝苯地平并不能提高头位分娩的概率，且不能降低剖宫产概率[23]。

镇痛

许多医疗中心并不常规为 ECV 提供镇痛。ECV 操作常导致产妇焦虑、疼痛及不适。操作期间产妇的严重不适常可导致产科医师提前终止 ECV 操作。

瑞芬太尼

一项随机，双盲，对照临床研究，纳入 36～41 周臀位妊娠产妇，予以持续输注瑞芬太尼 0.1 μg/kg/min，并在必要时予以 0.1 μg/kg 负荷剂量，另一组则予以生理盐水作为安慰剂[24]。安慰剂组共纳入 29 名产妇，瑞芬太尼组共纳入 31 名产妇。与安慰剂组相比，瑞芬太尼组患者疼痛评分显著下降（安慰剂组 6.5 ± 2.4，瑞芬太尼组 4.7 ± 2.5，$P = 0.005$）。然而，两组疼痛评分在 10 分钟时并无显著差异（$P = 0.054$）。两组 ECV 的成功率也并无差异（瑞芬太尼组 54.8%，安慰剂组 41.3%，$P = 0.358$）。另外，两组之间不良反应的发生率并无统计学差异。

氧化亚氮

一项前瞻性临床试验以足月单胎臀位妊娠产妇为研究对象，在实施 ECV 时，150 名产妇使用氧化亚氮镇痛（与氧气以 50∶50 混合），与 150 名未使用氧化亚氮镇痛的产妇进行了对比研究[25]。与未使用氧化亚氮镇痛组的疼痛评分（中位数，7；范围，5～8）相比，使用氧化亚氮镇痛的产妇疼痛评分显著降低（中位数，6；范围，4～7；$P < 0.05$）。两组在外倒转术成功率和围产期预后方面无差异。

瑞芬太尼与氧化亚氮

一项随机开放标签临床试验评估了瑞芬太尼与氧化亚氮对 ECV 成功率的

影响[26]。该研究每组各纳入了60名产妇，研究结果显示，两组成功率相同(31/60，51.7%)。瑞芬太尼组患者疼痛评分显著低于氧化亚氮组(3.2±2.4，6.0±2.3；$P<0.01$)。尽管两组在ECV相关并发症方面并无任何差异，但瑞芬太尼组患者不良反应的发生率较氧化亚氮组显著升高(21.7例不良反应/100例产妇应用瑞芬太尼和6.7例不良反应/100例产妇应用氧化亚氮，$P=0.03$)，不良反应轻微、可逆，与应用麻醉性镇痛药品相关。

椎管内镇痛

诸多研究已证实椎管内镇痛(蛛网膜下隙麻醉、硬膜外麻醉、腰硬联合麻醉[combined spinal-epidural，CSE])可以提高ECV成功率，并改善产妇疼痛评分。一项前瞻性临床试验对比研究了静脉注射芬太尼与CSE(蛛网膜下隙：布比卡因联合芬太尼)[27]。两组之间ECV成功率无差异；然而在中位视觉模拟疼痛评分(0～100 mm)方面，CSE治疗组评分(3[0～12])显著低于静注输注芬太尼组(36[16～54])($P<0.005$)。在患者满意度(0～10分)方面，CSE组满意度(10[9～10])也显著高于芬太尼组(7[4～9])($P<0.005$)。

椎管内镇痛可使产妇腹壁肌肉松弛，使经腹壁外移动胎儿的操作更为容易。应用椎管内镇痛的另一优点在于，在尝试ECV期间若出现并发症时，如需行急诊剖宫产，应用椎管内镇痛则可避免使用全身麻醉以及气道管理。

一些随机对照试验表明，椎管内镇痛可提高ECV成功率。六项已发表的随机对照试验研究表明，与静脉镇痛或安慰剂相比，使用椎管内镇痛时ECV成功率更高(59%和37.6%，RR 1.58，CI 1.29～1.93)[28]。使用椎管内镇痛使剖宫产率下降11%(59.3%～48.4%)，但并无统计学显著差异。

椎管内麻醉给药剂量和并发症

通过回顾已发表的研究，不难发现椎管内镇痛与ECV操作成功具有剂量相关效应。不同研究中的椎管内麻醉剂量，样本量，和ECV成功率详细列于表6-2。

表6-2　外倒转术随机对照试验，椎管内麻醉剂量，外倒转术成功率

作者，发表年份	样本量	麻醉技术及药物剂量	治疗组成功率(%)	对照组成功率(%)	*P*
沙利文等，[27] 2009	95	腰硬联合，布比卡因2.5 mg和芬太尼15 mg vs 静脉芬太尼注射50 mg	47	31	0.14

（续表）

作者，发表年份	样本量	麻醉技术及药物剂量	治疗组成功率（%）	对照组成功率（%）	*P*
肖尔等，[29] 1997	69	硬膜外，利多卡因2%和肾上腺素5 mg/mL（上至T6水平）vs无镇痛	69	32	0.01
达戈夫等，[30] 1999	102	蛛网膜下隙，布比卡因2.5 mg和舒芬太尼10 mg vs无镇痛	44	42	0.863
曼库索等，[31] 2000	108	硬膜外，利多卡因2%和芬太尼100 mg vs无镇痛	59	33	<0.05
韦尼格尔等，[32] 2007	74	蛛网膜下隙，布比卡因2.5 mg vs无镇痛	67	32	0.004
韦尼格尔等，[33] 2010	64	蛛网膜下隙，布比卡因7.5 mg vs无镇痛	87	58	0.009

麻醉药物剂量增大亦会导致不良反应增多，如产妇低血压和胎儿心动过缓。在一些研究中，由于胎儿持续心动过缓而导致需要紧急分娩。在一些医疗中心，ECV操作需要在产房或是分诊中心进行，在这些情况下，如若胎儿心动过缓时间过长或持续心动过缓，麻醉医师及儿科医师随时待命是至关重要的。

椎管内镇痛的成本效益分析

一项研究调查了在尝试ECV期间进行椎管内镇痛的费用[34]。研究人员纳入了几项已经发表的关于ECV成功率和分娩费用的研究来进行成本效益分析。通过许多已发表的研究可发现，ECV操作如若使用椎管内镇痛，其成功率可达60%，而不实施椎管内镇痛其成功率平均仅有38%。基于已发表的研究，研究人员预计包括实施镇痛的ECV操作在内的分娩平均费用为8 931美元（2.5%～97.5%预测区间 \$8 541～\$9 252）。如ECV操作不使用镇痛，其分娩费用为9 207美元（2.5%～97.5%预测区间\$ 8 896～\$ 9 419）。分娩费用的差异明确显示了椎管内镇痛增加了ECV的成功率，这是源于椎管内镇痛减少了ECV的尝试次数，同时降低了臀位剖宫产率。

术后处理

胎儿监护

尝试ECV操作后，无论成功与否，必须常规对胎儿实施连续胎儿监测以及胎心宫缩监测。在ECV尝试过程中，胎儿通常会因为胎盘血流减少而产生短暂应激，而胎心监测结果可表现为在 40 分钟内为无反应型[35]。

抗 D 免疫球蛋白

ECV 操作潜在风险之一是胎盘早剥和使胎儿血液进入母体血液循环。ECV 尝试可能导致血型为 Rh 阴性的产妇在操作中出现 Rh 同种异体免疫疾病。在一项前瞻性观察研究中，研究人员纳入了胎龄≥36 周并已实施 ECV 操作的产妇，并在 ECV 操作前后进行了胎儿血红蛋白酸洗脱染色试验（Kleihauer-Betke 试验）[36]。在一项观察性研究中，1 244 名产妇在 ECV 尝试前酸洗脱试验结果为阴性，而 ECV 操作后其中 30 人（2.4%）试验结果呈阳性。目前并不推荐常规行胎儿血红蛋白酸洗脱试验。针对 Rh 阴性血型的患者，ACOG 指南规定若产妇在未来 72 小时之内无分娩可能，则应予以输注抗 D 免疫球蛋白。

ECV 成功后的治疗措施

ACOG 目前不推荐在 ECV 成功后立即进行引产。因为胎儿再次倒转为臀位的概率较低，同时在产程尚未发动的情况下实施择期引产已被证实可增加新生儿发病率，增加剖宫产率，延长产程，并可导致医疗费用增加。

近期发表的一项研究证实了 ECV 操作成功实施后仍需行剖宫产术的相关因素[37]。此项研究纳入了 647 名成功实施 ECV 操作且无并发症的产妇。其中的 627 名产妇，387 名产程自然发动的产妇中 33 名（8.5%）实施了剖宫产，而 240 名实施引产的产妇中 59 名（24.6%）实施了剖宫产（$P<0.001$）。对上述产妇进行多因素分析后显示，剖宫产与体重指数升高（$P=0.006$）、引产（$P=0.001$），以及既往剖宫产史（$P<0.001$）相关。除此之外，ECV 操作与分娩之间的时间间隔与剖宫产率呈负相关。

ECV 操作失败后的治疗

如果 ECV 操作失败或胎儿再次转为臀位，可在接下来几天再尝试 1 或 2 次。一些医疗机构推荐在行第二次或第三次 ECV 尝试时应当在椎管内镇痛下进行，且如果 ECV 操作不成功，可立即行剖宫产术（图 6-3）。

自然倒转

ECV 操作失败后，胎儿自然倒转为头位的概率很小。一项汇总研究（pooledstudy）显示，在 218 名患者中，ECV 操作失败后且在分娩前自然倒转为头位的比例为 6.6%。与初产妇相比，经产妇在分娩前倒转为头位的概率较高[38]。

总结

在无禁忌证的情况下，单胎臀位妊娠产妇都应推荐实施 ECV。ECV 操作可增加产程发动时头位分娩的概率，并使剖宫产率降低近 40%[2]。ECV 操作的成功率约为 60%。然而，产妇、新生儿及产科相关因素均可影响操作成功率[3]。应用 β 受体激动剂类宫缩抑制剂（如特他布林）可提高 ECV 操作的成功率。现已证实，椎管内麻醉联合 β 受体激动剂类宫缩抑制剂较单独应用宫缩抑制剂，其 ECV 操作的成功率更高，但胎儿心动过缓的风险亦可能增高。应与患者共同讨论及权衡 ECV 操作时机的风险及收益，以及 ECV 操作的尝试次数。

（李红玉　陈丽晶　翻译　王世玉　审校）

参考文献

[1] Hickok DE, Gordon DC, Milberg JA, et al. The frequency of breech presentation by gestational age at birth: a large population-based study. Am J Obstet Gynecol, 1992, 166(3): 851-852.

[2] Cluver C, Gyte GM, Sinclair M, et al. Interventions for helping to turn term breech babies to head first presentation when using external cephalic version. Cochrane Database Syst Rev, 2015, (2): CD000184.

[3] Grootscholten K, Kok M, Oei SG, et al. External cephalic version-related risks: a meta-analysis. Obstet Gynecol, 2008, 112(5): 1143-1151.

[4] Fruscalzo A, Londero AP, Salvador S, et al. New and old predictive factors for breech presentation: our experience in 14 433 singleton pregnancies and a literature review. J Matern Fetal Neonatal Med, 2014, 27(2): 167-172.

[5] Moessinger AC, Blanc WA, Marone PA, et al. Umbilical cord length as an index of fetal activity: experimental study and clinical implications. Pediatr Res, 1982, 16(2): 109-112.

[6] ACOG Committee on Obstetric Practice. ACOG Committee Opinion No. 340. Mode of term singleton breech delivery. Obstet Gynecol, 2006, 108(1): 235-237.

[7] Su M, McLeod L, Ross S, et al. Factors associated with maternal morbidity in the Term Breech Trial. J Obstet Gynaecol Can, 2007, 29(4): 324-330.

[8] Macharey G, Ulander VM, Heinonen S, et al. Risk factors and outcomes in "well-selected" vaginal breech deliveries: a retrospective observational study. J Perinat Med 2016. [Epub ahead of print].

[9] Coco AS, Silverman SD. External cephalic version. Am Fam Physician, 1998, 58(3): 731-738, 742.

[10] American College of Obstetricians and Gynecologists' Committee on Practice Bulletins — Obstetrics. Practice Bulletin No. 161: external cephalic version. Obstet Gynecol, 2016, 127(2): e54-61.

[11] Ben-Meir A, Erez Y, Sela HY, et al. Prognostic parameters for successful external cephalic version. J Matern Fetal Neonatal Med, 2008, 21(9): 660-662.

[12] Kok M, Cnossen J, Gravendeel L, et al. Clinical factors to predict the outcome of external cephalic version: a metaanalysis. Am J Obstet Gynecol, 2008, 199(6): 630. e1 - 7 [discussion: e 1 - 5].

[13] Hutton EK, Hannah ME, Ross SJ, et al. The Early External Cephalic Version (ECV) 2 trial: an international multicentre randomised controlled trial of timing of ECV for breech pregnancies. BJOG, 2011, 118(5): 564 - 577.

[14] Rosman AN, Guijt A, Vlemmix F, et al. Contraindications for external cephalic version in breech position at term: a systematic review. Acta Obstet Gynecol Scand, 2013, 92(2): 137 - 142.

[15] Johnson RL, Elliott JP. Fetal acoustic stimulation, an adjunct to external cephalic version: a blinded, randomized crossover study. Am J Obstet Gynecol, 1995, 173(5): 1369 - 1372.

[16] Vas J, Aranda-Regules JM, Modesto M, et al. Using moxibustion in primary healthcare to correct non-vertex presentation: a multicentre randomised controlled trial. Acupunct Med, 2013, 31(1): 31 - 38.

[17] Coulon C, Poleszczuk M, Paty-Montaigne MH, et al. Version of breech fetuses by moxibustion with acupuncture: a randomized controlled trial. Obstet Gynecol, 2014, 124(1): 32 - 39.

[18] Bue L, Lauszus FF. Moxibustion did not have an effect in a randomised clinical trial for version of breech position. Dan Med J, 2016, 63(2): 1 - 6.

[19] Benifla JL, Goffinet F, Bascou V, et al. Transabdominal amnio-infusion facilitates external version maneuver after initial failure. Six successful attempts. J Gynecol Obstet Biol Reprod (Paris), 1995, 24(3): 319 - 322 [in French].

[20] Adama van Scheltema PN, Feitsma AH, Middeldorp JM, et al. Amnioinfusion to facilitate external cephalic version after initial failure. Obstet Gynecol, 2006, 108(3 Pt 1): 591 - 592.

[21] Morgan PJ, Kung R, Tarshis J. Nitroglycerin as a uterine relaxant: a systematic review. J Obstet Gynaecol Can, 2002, 24(5): 403 - 409.

[22] Bujold E, Boucher M, Rinfret D, et al. Sublingual nitroglycerin versus placebo as a tocolytic for external cephalic version: a randomized controlled trial in parous women. Am J Obstet Gynecol, 2003, 189(4): 1070 - 1073.

[23] Wilcox CB, Nassar N, Roberts CL. Effectiveness of nifedipine tocolysis to facilitate external cephalic version: a systematic review. BJOG, 2011, 118(4): 423 - 428.

[24] Munoz H, Guerra S, Perez-Vaquero P, et al. Remifentanil versus placebo for analgesia during external cephalic version: a randomised clinical trial. Int J Obstet Anesth, 2014, 23(1): 52 - 57.

[25] Burgos J, Cobos P, Rodriguez L, et al. Is external cephalic version at term contraindicated in previous caesarean section? A prospective comparative cohort study. BJOG, 2014, 121(2): 230 - 235 [discussion: 235].

[26] Burgos J, Pijoan Jl, Osuna C, et al. Increased pain relief with remifentanil does not improve the success rate of external cephalic version: a randomized controlled trial. Acta Obstet Gynecol Scand, 2016, 95(5): 547 - 554.

[27] Sullivan JT, Grobman WA, Bauchat JR, et al. A randomized controlled trial of the effect of combined spinal-epidural analgesia on the success of external cephalic version for breech presentation. Int J Obstet Anesth, 2009, 18(4): 328 - 334.

[28] Goetzinger KR, Harper LM, Tuuli MG, et al. Effect of regional anesthesia on the success rate of external cephalic version: a systematic review and meta-analysis. Obstet Gynecol, 2011, 118(5): 1137 - 1144.

[29] Schorr SJ, Speights SE, Ross EL, et al. A randomized trial of epidural anesthesia to improve external cephalic version success. Am J Obstet Gynecol, 1997, 177(5): 1133 - 1137.

[30] Dugoff L，Stamm CA，Jones OW 3rd，et al. The effect of spinal anesthesia on the success rate of external cephalic version：a randomized trial. Obstet Gynecol，1999，93(3)：345－349.

[31] Mancuso KM，Yancey MK，Murphy JA，et al. Epidural analgesia for cephalic version：a randomized trial. Obstet Gynecol，2000，95(5)：648－651.

[32] Weiniger OF，Ginosar Y，Elchalal U，et al. External cephalic version for breech presentation with or without spinal analgesia in nulliparous women at term：a randomized controlled trial. Obstet Gynecol，2007，110(6)：1343－1350.

[33] Weiniger OF，Ginosar Y，Elchalal U，et al. Randomized controlled trial of external cephalic version in term multiparae with or without spinal analgesia. Br J Anaesth，2010，104(5)：613－618.

[34] Carvalho B，Tan JM，Macario A，et al. Brief report：a cost analysis of neuraxial anesthesia to facilitate external cephalic version for breech fetal presentation. Anesth Analg，2013，117(1)：155－159.

[35] Hofmeyr GJ，Sonnendecker EW. Cardiotocographic changes after external cephalic version. Br J Obstet Gynaecol，1983，90(10)：914－918.

[36] Boucher M，Marquette GP，Varin J，et al. Fetomaternal hemorrhage during external cephalic version. Obstet Gynecol，2008，112(1)：79－84.

[37] Burgos J，Iglesias M，Pijoan Jl，et al. Probability of cesarean delivery after successful external cephalic version. Int J Gynaecol Obstet，2015，131(2)：192－195.

[38] Ben-Meir A，Elram T，Tsafrir A，et al. The incidence of spontaneous version after failed external cephalic version. Am J Obstet Gynecol，2007，196(2)：157.e151－153.

7. 先兆子痫患者的管理知识更新

奈琳 • K. 达利瓦尔　格雷特 • C. 林德*

关键词

• 子痫前期 • 生物标志物 • 硫酸镁 • 高血压 • 肾功能不全

关键点

- 妊娠高血压和子痫前期在妊娠 20 周后发生，在胎儿分娩后逐渐消退。子痫前期的诊断为存在高血压和蛋白尿或出现终末器官功能障碍的症状或体征。
- 子痫前期的危险因素包括子痫前期病史、多胎妊娠、肥胖、既往高血压和肾病。
- 监测疾病进展对于母亲和胎儿的最优管理是必不可少的，其目的是尽可能最大限度地促进胎儿发育，同时权衡继续妊娠的风险。

引言

在美国，妊娠期高血压使大约 10%的分娩复杂化，是母婴发病和死亡的主要原因。尽管已为更好地认识和预防子痫前期做出了更大的努力，但观察到的母婴结局几乎没有改善。无论是妊娠合并既往的高血压还是子痫前期，至关重要的是孕产妇治疗团队必须更加频繁地监测患者的健康状况以便更快地识别和治疗恶化的高血压。密切监测胎儿发育对最佳分娩时机的选择是十分重要的。本文就影响子痫前期发病的重要因素作一综述，并对围产期高血压患者的麻醉管理进行探讨。

定义

妊娠期出现的高血压可能是以下 4 种不同的疾病过程之一：

作者无特殊申明

美国佐治亚州亚特兰大市克利夫顿路 1354 号，埃默里大学附属医院麻醉科，邮编 30322

* 通讯作者邮箱：glynde@emory.edu

- 慢性高血压
- 妊娠高血压
- 子痫前期
- 慢性高血压合并子痫前期

慢性高血压的定义是在怀孕前存在的高血压或妊娠期间发生并在产后12周不能缓解的高血压[1]。妊娠高血压的定义是妊娠20周以后，血压升高，没有蛋白尿或全身表现。子痫前期定义为高血压并伴随蛋白尿（>300 mg/24 h）、血小板减少（<100 000/μL）、肝功能受损、肾功能不全（肌酐>1.1 mg/dL）、肺水肿或新发脑功能或视觉障碍[1,2]。早发型子痫前期发生在妊娠20～34周。晚发型子痫前期发生在34周及以后。表7-1列出了区分轻度和重度子痫前期的特征。

表7-1 妊娠高血压、轻度子痫前期和重度子痫前期的体征和症状比较

症　状	妊娠高血压	轻度子痫前期	重度子痫前期
收缩压	140 mmHg	140 mmHg	160 mmHg
舒张压	90 mmHg	90 mmHg	110 mmHg
蛋白尿	无	300 mg/24 h 或尿蛋白定量1+ 或蛋白/肌酐比值>0.3 mg/dL	≥2 g/24 h 或尿蛋白定量3+
血小板	正常	正常	<100 000
肝功能	正常	正常	正常值2倍
肌酐	正常	正常	1.1 mg/dL
肺水肿	无	无	有
脑功能障碍	无	无	有
视觉障碍	无	无	有

虽然子痫前期在传统上被定义为新发高血压和蛋白尿，但是一部分子痫前期孕产妇表现出高血压和全身体征却不伴随蛋白尿。由于这个原因，子痫前期的症状和体征的定义已经扩展到包括这些患者[2]。

重度子痫前期的定义是收缩压≥160 mmHg，或舒张压≥110 mmHg，两次测量时间至少间隔4小时[2]。

子痫是指子痫前期患者癫痫发作。虽然它通常是继其他全身性疾病征兆之后出现的晚期表现，但是它可以在没有其他征兆的情况下出现。

慢性高血压合并子痫前期可能会给诊断和治疗带来挑战。当妊娠20周后有高血压的孕妇出现高血压的突然恶化、与子痫前期一致的体征或症状（蛋白尿、肝酶升高和血小板低于100 000/μL）、右上腹疼痛、肺水肿或肾功能不全时，应立即进行诊断。高血压合并子痫前期的进展对母体和胎儿的预后都比单独的任何一种临床情况的预后要差。

子痫前期的流行病学及危险因素

预测某一特定妊娠是否会并发子痫前期，这是确保母体能否接受最佳治疗的重要因素。由于目前的医学尚无预防性治疗手段，所以预测子痫前期的风险应该可以对患者高血压进展提供更理想的治疗，同时降低子痫前期的严重程度。子痫前期的发生率约占所有妊娠的 3%～5%，大多数病例表现为晚发型[3-5]。在所有与妊娠有关的死亡中，大约 1/3 是由于子痫前期的并发症所致，比率为 1.5/100 000 活产。这些死亡中约有 40%可归因于脑血管事件[6]。早发型子痫前期会增加胎儿死亡的风险（比值比 = 5.8）。此外，早发型子痫前期与围产期死亡和严重新生儿病死率的显著增加有关（比值比 = 16.4）。虽然在晚发型子痫前期中，胎儿的预后仍然高于基线值，但是围产期死亡和严重新生儿病死率的比值比仅为 2.0[3]。

存在以下危险因素的孕妇在怀孕期间发展为子痫前期的风险较高（框 7 - 1）。最重要的是，既往怀孕时的子痫前期病史使女性（再发子痫前期）的相对风险增加 7.6 倍[7]。多胎妊娠使女性罹患子痫前期的风险增加 2 倍，三胎妊娠比双胎妊娠的风险更大[8]。既往疾病，如 1 型糖尿病、肥胖症、肾脏疾病和高血压等都与发生子痫前期的风险增加有关[4,9-11]。尽管努力确定发生子痫前期的危险因素，但所有受影响的妊娠中至少有 2/3 是初产妇，并没有其他明显的危险因素[12]。

框 7 - 1　先兆子痫发病的危险因素

年龄≥40 岁
慢性自身免疫病
家族史
1 型糖尿病
多胎妊娠
初产妇
肥胖
既往的高血压
既往的肾脏疾病
子痫前期病史

发病机制

胚胎滋养层细胞未能充分侵入子宫和螺旋动脉而转化为低阻力血管，这标志着最终发展为子痫前期的开始。滋养层细胞是从受精卵分化出来的第一类细胞，并最终允许胚胎植入子宫内。这些细胞最终形成胎盘的外膜，并负责母体和胎儿之间营养和氧气的交换。到第10周，滋养细胞浸润使螺旋动脉肌层细胞凋亡，形成低阻力血管床[13]。尽管肌层重塑机制已得到确认，但目前认为滋养层细胞与母体子宫自然杀伤细胞(uNK)有相互作用[14]。由于炎症作用或uNK细胞使滋养层细胞减少或缺失导致螺旋动脉重塑失败——最终导致高流量/高压状态[14,15]。与正常妊娠相反，子痫前期患者的子宫肌层仍然可以对内源性和外源性肾上腺素能刺激做出反应[16,17]。

子痫前期的子宫螺旋动脉中存在的高压力/高流量状态对内皮产生剪切应力。此外，由于母体动脉的自发性血管收缩，使胎盘存在缺血—再灌注损伤的风险[15]。这些损伤导致活性氧自由基的快速产生，导致内皮细胞进一步损伤[18]。

重度子痫前期的全身反应，是由于受损内皮细胞释放的几种循环因子会导致末梢血管内皮细胞损伤和功能障碍[19,20]。一些因子属于抗血管生成蛋白，包括可溶性fms样酪氨酸激酶1(SFLT-1)。sFLT-1结合血管内皮生长因子(VEGF)，阻止VEGF信号传导，最终导致高血压、蛋白尿和肾小球内皮增生[21,22]。

另一种被认为可能参与子痫前期发病机制的抗血管生成蛋白是内皮因子。内皮因子是一种位于细胞表面的糖蛋白，是转化生长因子β受体的联合受体，与sFLT-1相互作用，可导致发生子痫前期。发生子痫前期的孕产妇中，均存在内皮因子的含量升高[23]。目前对内皮因子和sFLT-1作用的进一步研究正在进行中，以期预测高危妊娠及提供可行的治疗方案。

预防

尚无有效的方法来预防子痫前期的发生。很可能是因为子痫前期的发病机理是在患者出现症状前数周才发生的。大多数治疗旨在减少接下来疾病中的炎症级联反应的影响。

小剂量阿司匹林已被推荐用于减少子痫前期的发生率。子痫前期的重要组成部分是内皮功能障碍以及由此产生的血小板和凝血系统激活。阿司匹林可通过阻止血栓生成来降低子痫前期的发生频率和严重程度。

几个较小规模的试验显示出参差不齐的结果。然而，Cochrane系统分析数据库对59个试验进行了荟萃分析，共纳入了37 560名女性，发现在确保安全的前提下，处于危险中的孕产妇服用小剂量阿司匹林使得子痫前期的发生率降低了17%[24]。美国妇产科医师学会妊娠高血压特别工作组建议慢性高血压、2次妊娠合并子痫前期、1次妊娠合并子痫前期以及早产的这些孕产妇在妊娠的头3个月后期就要开始每天服用小剂量阿司匹林。

其他的干预措施，包括补充维生素 C 和 E，可减少子痫前期患者的氧化应激。但 Cochrane 系统评价数据库的这些试验以及荟萃分析没有显示出明显的获益[25,26]。补充其他营养补品，如维生素 D、口服镁和钙，对降低子痫前期的发生率或严重程度也没有益处[27-29]。

管理

子痫前期患者的管理重点在于平衡继续妊娠对母体和胎儿的风险，以及尽可能让胎儿充分地发育对胎儿的益处。目前的建议是患有重度子痫前期的孕妇在妊娠 37 周之后终止妊娠。此外，34～37 周的孕妇有进行性宫缩、胎膜破裂、胎儿宫内生长迟缓、羊水过少或胎儿评分不超过 6（满分 10 分）的也应当终止妊娠。最后，对于疑似胎盘早剥的病例，应立即分娩[2]。

监测

目前的指南建议对高血压妊娠患者进行密切监测。母亲应每天检查胎儿运动，包括踢动次数。此外，母亲应该每天进行自我评估，并报告严重的头痛，视力变化，上腹痛和呼吸急促。再者，如果持续出现上述这些症状或分娩迹象、胎膜破裂、胎儿活动减少或胎盘早剥，则应立即求助。

血压应每周检查 2 次，可由患者或其医师完成。此外，每周的尿蛋白分析应由患者的产检机构进行，以确定子痫前期的发作和恶化。还应该每周检测子痫前期患者的肝酶和血清肌酐水平。每周应进行超声检测羊水量。妊娠高血压患者应每周进行无应激试验一次，轻度子痫前期患者应每周进行 2 次。

药物（降压药）

降压治疗的目的是预防妊娠期高血压和降低母体出血性卒中的风险。在轻度高血压患者中使用降压药可将进展到重度高血压的发生率降低一半，但对子痫前期的发生率并无影响[30]。服用降压药的风险是它增加了早产的发生率。目前的建议是对收缩压≥150 mmHg 或舒张压≥100 mmHg 的高血压患者进行降压治疗[31]。

虽然血管紧张素受体阻滞剂在非妊娠高血压患者中普遍使用，但由于其影响胎儿肾脏发育和引起胎儿宫内生长迟缓，这类药物在妊娠期间是禁用的。最近的一项回顾性队列研究调查了妊娠高血压患者服用降压药的情况，并未得出任何一类降压药的优越性。甲基多巴和阿替洛尔均能增加胎儿低出生体重和宫内生长受限的发生率[32]。目前建议服用拉贝洛尔、硝苯地平或甲基多巴进行初始降压治疗[2]。

麻醉要点

椎管内麻醉

目前的指南支持尽早为子痫前期患者进行鞘内或硬膜外置管，以减少紧急分娩时使用全身麻醉[33]。除非禁忌，对分娩和剖宫产患者的首选镇痛方法是椎管内麻醉[34]。在孕妇中发生椎管内麻醉主要并发症方面，硬膜外麻醉为1/25 000，脊髓麻醉为1/20 000～1/300 000[35]。还没有大型的随机、多中心研究表明椎管内麻醉增加子痫前期患者并发症的发生率。

在子痫前期，凝血病通常是由于血小板减少，极少数情况是由于弥散性血管内凝血。妊娠高血压导致患者血小板计数低于100×10^9/L的发生率约为11.6%[36]。指南并未给出鞘内或腰椎硬膜外置管的安全血小板计数值[33]。目前的实践标准是健康孕妇和子痫前期孕妇的血小板计数下限为100 000/μl。在子痫前期患者没有其他凝血障碍的情况下，病例报告显示血小板计数在75 000～80 000/mL时，发生椎管内麻醉并发症的可能性较小[37]。有多例血小板计数低于75 000/μL，甚至低至2 000/μL实施硬膜外麻醉的报告，并未发生脊髓血肿。2015年发表的一项多中心回顾性队列研究调查了在血小板减少的产妇中实施椎管内麻醉后发生脊髓血肿的风险。该研究的102例患者中，无一例发生脊髓血肿。当研究包括病例系列(n = 499例)与接受全身麻醉的血小板减少症患者的并发症发病率为6.5%相比，脊髓血肿的风险为0至0.6%[38]。

脊髓麻醉所致的低血压是由于交感神经阻滞而引起的，这可能导致胎盘血流量减少，从而导致胎儿窘迫。与健康足月产妇相比，椎管内麻醉导致子痫前期患者发生低血压的发生率较低[39,40]。2005年发表的一项随机、多中心研究对重度子痫前期患者接受腰麻和硬膜外麻醉进行比较，发现腰麻组低血压的发生率更高(51%和23%)[34]。尽管如此，两组患者出现的低血压都是比较容易处理的，持续时间短，不会导致产妇或新生儿结局的变化。2005发表的另一个队列研究比较了重度子痫前期患者和健康足月剖宫产的妇女的椎管内麻醉导致的低血压[41]。低血压定义为当平均动脉压降低30%或收缩压低于100 mmHg时且需要麻黄碱来处理。子痫前期组的低血压发生率更低(24.6%和40.8%)。子痫前期的子宫变小，从而减轻其对主动脉管腔压迫，这被认为是降低低血压发生率的原因，但目前的理论只是针对子痫前期相关因素[39,41]。

全身麻醉

重度子痫前期患者接受全身麻醉和椎管内麻醉具有相似的并发症发生率[42]。当子痫前期患者出现子痫、肺水肿、意识水平降低、脑水肿体征或症状时，采用全身麻醉。鉴于孕产妇直接的并发症和死亡风险，例如中风和心力衰竭，需要密切注意预防因气管插管引起的高血压的恶化。艾司洛尔、硝酸甘油、芬太尼、瑞芬太尼、异丙酚都是合理的选择，可以消除插管的应激反应。不推荐使用镁剂（单次注射）、利多卡因、尼卡地平以外的钙通道拮抗剂及肼屈嗪[43,44]。需要进一步提高警惕，并采取措施避免出现如高血压、误吸和急性肺水肿等并发症。

有创监测的作用

目前的指南不推荐对子痫前期患者进行常规的有创血流动力学监测。使用有创监测应该基于其内科并发症和心血管危险因素[29]。轻度子痫前期患者在分娩过程中应每小时进行一次血压监测，而重度子痫患者应进行连续监测。有创动脉监测还可以有助于频繁地获得血液样本，以评估电解质、呼吸功能、酸碱平衡以及血液学和肝脏的异常情况[45]。通过恰当的处置，动脉导管引起的并发症，包括感染和血栓形成的发生率低[46]。在这方面，目前还没有关于孕产妇具体风险的数据。

很少放置中心静脉导管和肺动脉导管（PACs）来监测子痫前期患者的血流动力学。需监测中心静脉压力、建立静脉通路、输注药物和监测血流动力学时才放置此类导管。妊娠和产后与中心静脉导管置入相关的并发症的总体发生率为25%，其中12%存在感染性的病因[47]。并发症还包括机械故障、缝线感染、浅层和深层血栓形成、血肿、室性心动过速和患者不适。缺乏支持放置PACs实用性的随机对照试验。重度子痫前期和子痫患者的PACs相关并发症的发生率为4%，包括静脉血栓形成和蜂窝织炎[48]。

子痫的预防与管理

子痫是子痫前期潜在的生理过程的严重表现，并能够增加孕产妇的发病率和死亡率。经历过子痫前期的妇女在脑部MRI扫描中显示出白质病变的发病率高于非子痫前期患者。此外，经历过子痫的妇女在发病后的多年中也有类似的病变[49]。硫酸镁是预防子痫患者癫痫发作最有效的药物[50-52]。

硫酸镁预防子痫的机制尚不清楚。首先提出的机制是镁作为钙拮抗剂，减少细胞内的钙，进而舒张动脉血管、减少血管痉挛[53]。但是，这种解释并不完整，因为有MRI证据表明，子痫前期的孕产妇在给予负荷剂量的硫酸镁后，脑血流没有变化[54]。关于镁的作用的一个竞争理论是硫酸镁能够降低血脑屏障通透性，从而减少脑水肿[55]。硫酸镁作用的最终机制是通过拮抗N-甲基-D-天门冬氨酸受体[56]。

由于血清中硫酸镁浓度过高可导致呼吸抑制和心脏抑制甚至死亡，因此，严控负荷量和密切监测是至关重要的。目前尚没有一种被广泛接受的镁剂给药标准。通常的治疗方案包括4～6 g负荷剂量和1～2 g/h连续维持输注。但是，这些不同的给药方式不一定能达到目标血清镁浓度,必须密切监测[57]。

产后管理

胎儿的分娩使产妇生理状况恢复到基线水平。尽管产后前两天产妇的血压开始下降,但血压在第3～第6天会再次升高。虽然绝大多数子痫前期病例在持续到产后1周内出现消退,但也有可能持续到产后达1个月之久。

目前的建议是监测子痫前期孕产妇的头72小时,如果收缩压≥150 mmHg或舒张压≥100 mmHg,且至少间隔4～6小时进行2次或更多次测量,需要治疗高血压。虽然呋塞米在治疗产后高血压方面可能比其他药物更有效,但是对产妇的预后鲜有改善[58-60]。因为非甾体类抗炎药会加重高血压,所以目前的建议是在产后1天以上的高血压产妇中避免使用。最后,对于有子痫前期或高血压伴有持续性视力改变或头痛的产妇,硫酸镁治疗应至少持续24小时[61]。

长期结局

被诊断为子痫前期的患者大约39%的患有高血压,大约20%的患者的蛋白尿持续到产后3个月,10%～15%的患者的蛋白尿会持续到产后1年[62]。子痫前期的发展是产后心肌病的主要危险因素[63,64]。此外,子痫前期产妇罹患终末期肾病的风险增加[65,66]。罹患子痫前期并在随后的妊娠中血压变得正常的妇女在产后20年以上有更高的死亡风险[63]。这可能与她怀孕期间持续的全身氧化损伤有关。

一项回顾性队列研究比较了有子痫前期的孕产妇和没有子痫前期的孕产妇的10年结局,子痫前期的孕产妇慢性高血压的发病率高出15.8倍。此外,与没有子痫前期的孕产妇相比,有子痫前期的孕产妇住院率高1.3倍[67]。其他队列研究也同样发现,高血压发生率增加,以及后期的2型糖尿病的发生率增加[68]。

未来发展

目前的研究主要集中在替代子痫前期患者所消耗的血管生成因子。考虑的是替代VEGF或耗尽sFLT-1的方法。研究人员在胎盘缺血诱导的高血压大鼠模型中证明了VEGF(121)可以逆转高血压和改善肾功能[69]。在一项试验性研究中,对8名孕产妇采用葡聚糖硫酸纤维素柱层析法进行体外去除sFLT-1。在证实sFLT-1以剂量依赖性降低后,又有3名患有严重先兆早产子痫前期的孕妇接受了额外的治疗,与未治疗组相比,她们的怀孕期平均延长19天,而未治疗组仅保持了 3.6 天[70]。未来的治疗研究将最有可能集中在调节血管生成介质的平衡上。

总结

妊娠高血压是孕产妇和胎儿发病率和死亡率的重要因素。虽然导致子痫前期发生的一系列具体原因尚未完全知晓，但大量证据表明与母体免疫系统作用有重要关系，这可能成为未来几十年中高危孕产妇新疗法的目标。重要的是，临床医师不要低估孕产妇的长期发病率，因为子痫前期与孕产妇终生罹患高血压和终末期肾病的风险较高有关。尽管有必要监测产后应用降压药的其他效果，但临床医师应密切监测高危患者，并用他们最熟悉的药物进行治疗。

（叶博　陶星燃　翻译　何亮　审校）

参考文献

[1] Brown MA, Lindheimer MD, de Swiet M, et al. The classification and diagnosis of the hypertensive disorders of pregnancy: statement from the international society for the study of hypertension in pregnancy (ISSHP). Hypertens Pregnancy, 2001, 20(1): ix - xiv.

[2] American College of Obstetricians and Gynecologists, Task Force on Hypertension in Pregnancy. Hypertension in pregnancy. Report of the American College of Obstetricians and Gynecologists' task force on hypertension in pregnancy. Obstet Gynecol, 2013, 122(5): 1122.

[3] Lisonkova S, Joseph K. Incidence of preeclampsia: risk factors and outcomes associated with early-versus late-onset disease. Am J Obstet Gynecol, 2013, 209(6): 544.e1 - 12.

[4] Ros HS, Cnattingius S, Lipworth L. Comparison of risk factors for preeclampsia and gestational hypertension in a population-based cohort study. Am J Epidemiol, 1998, 147(11): 1062 - 1070.

[5] World Health Organization. World health report: make every mother and child count. Geneva (Switzerland): World Health Organization, 2005.

[6] MacKay AP, Berg CJ, Atrash HK. Pregnancy-related mortality from preeclampsia and eclampsia. Obstet Gynecol, 2001, 97(4): 533 - 538.

[7] Duckitt K, Harrington D. Risk factors for pre-eclampsia at antenatal booking: systematic review of controlled studies. BMJ, 2005, 330(7491): 565.

[8] Skupski DW, Nelson S, Kowalik A, et al. Multiple gestations from in vitro fertilization: successful implantation alone is not associated with subsequent preeclampsia. Am J Obstet Gynecol, 1996, 175(4): 1029 - 1032.

[9] Garner PR, D'Alton ME, Dudley DK, et al. Preeclampsia in diabetic pregnancies. Am J Obstet Gynecol, 1990, 163(2): 505 - 508.

[10] Sibai BM, Mercer B, Sarinoglu C. Severe preeclampsia in the second trimester: recurrence risk and long-term prognosis. Am J Obstet Gynecol, 1991, 165(4): 1408 - 1412.

[11] Ødega°rd RA, Vatten LJ, Nilsen ST, et al. Risk factors and clinical manifestations of pre-eclampsia. BJOG, 2000, 107(11): 1410-1416.

[12] Poon L, Kametas N, Chelemen T, et al. Maternal risk factors for hypertensive disorders in pregnancy: a multivariate approach. J Hum Hypertens, 2010, 24(2): 104-110.

[13] Whitley GSJ, Cartwright JE. Trophoblast-mediated spiral artery remodelling: a role for apoptosis. J Anat, 2009, 215(1): 21-26.

[14] Tessier DR, Yockell-Lelièvre J, Gruslin A. Uterine spiral artery remodeling: the role of uterine natural killer cells and extravillous trophoblasts in normal and high-risk human pregnancies. Am J Reprod Immunol, 2015, 74(1): 1-11.

[15] Burton G, Woods A, Jauniaux E, et al. Rheological and physiological consequences of conversion of the maternal spiral arteries for uteroplacental blood flow during human pregnancy. Placenta, 2009, 30(6): 473-482.

[16] Ramsey EM, Crosby RW, Donner MW. Placental vasculature and circulation anatomy, physiology, radiology, clinical aspects: atlas and textbook. Philadelphia: Saunders, 1980.

[17] Adamsons K, Myers R. Circulation in the intervillous space: obstetrical considerations in fetal deprivation. In: Gruenwald P, editor. The placental and its maternal supply line. Lancaster: Medical and Technical Publishing, 1975. 158-177.

[18] Hung T-H, Skepper JN, Burton GJ. In vitro ischemia-reperfusion injury in term human placenta as a model for oxidative stress in pathological pregnancies. Am J Pathol, 2001, 159(3): 1031-1043.

[19] Rodgers GM, Taylor RN, Roberts JM. Preeclampsia is associated with a serum factor cytotoxic to human endothelial cells. Am J Obstet Gynecol, 1988, 159(4): 908-914.

[20] Myers J, Mires G, Macleod M, et al. In preeclampsia, the circulating factors capable of altering in vitro endothelial function precede clinical disease. Hypertension, 2005, 45(2): 258-263.

[21] Maynard SE, Min J-Y, Merchan J, et al. Excess placental soluble fms-like tyrosine kinase 1 (sFlt1) may contribute to endothelial dysfunction, hypertension, and proteinuria in preeclampsia. J Clin Invest, 2003, 111(5): 649-658.

[22] Ahmad S, Ahmed A. Elevated placental soluble vascular endothelial growth factor receptor-1 inhibits angiogenesis in preeclampsia. Circ Res, 2004, 95(9): 884-891.

[23] Levine RJ, Lam C, Qian C, et al. Soluble endoglin and other circulating antiangiogenic factors in preeclampsia. N Engl J Med, 2006, 355(10): 992-1005.

[24] Duley L, Henderson-Smart DJ, Meher S, et al. Antiplatelet agents for preventing pre-eclampsia and its complications. Cochrane Database Syst Rev, 2007, (2): CD004659.

[25] Roberts JM, Myatt L, Spong CY, et al. Vitamins C and E to prevent complications of pregnancy-associated hypertension. N Engl J Med, 2010, 362(14): 1282-1291.

[26] Rumbold A, Duley L, Crowther C, et al. Antioxidants for preventing preeclampsia. Cochrane Database Syst Rev, 2008, (1): CD004227.

[27] Wagner CL, McNeil R, Hamilton SA, et al. A randomized trial of vitamin D supplementation in 2 community health center networks in South Carolina. Am J Obstet Gynecol, 2013, 208(2): 137.e1-13.

[28] Makrides M, Crosby DD, Bain E, et al. Magnesium supplementation in pregnancy. The Cochrane Library; 2014.

[29] De-Regil LM, Palacios C, Ansary A, et al. Vitamin D supplementation for women during pregnancy. Cochrane Database Syst Rev, 2012, (2): CD008873.

[30] Abalos E, Duley L, Steyn D. Antihypertensive drug therapy for mild to moderate hypertension during pregnancy[review]. Cochrane Database Syst Rev, 2014, (2): CD002252.

[31] National Institute for Clinical Excellence. Hypertension in pregnancy: The management of hypertensive disorders during pregnancy (clinical guideline 107), 2010.
[32] Orbach H, Matok I, Gorodischer R, et al. Hypertension and antihypertensive drugs in pregnancy and perinatal outcomes. Am J Obstet Gynecol, 2013, 208(4): 301.e1 - 6.
[33] American Society of Anesthesiologists Task Force on Obstetric Anesthesia. Practice guidelines for obstetric anesthesia: an updated report by the American society of anesthesiologists task force on obstetric anesthesia. Anesthesiology, 2007, 106(4): 843.
[34] Visalyaputra S, Rodanant O, Somboonviboon W, et al. Spinal versus epidural anesthesia for cesarean delivery in severe preeclampsia: a prospective randomized, multicenter study. Anesth Analg, 2005, 101(3): 862 - 868.
[35] Moen V, Dahlgren N, Irestedt L. Severe neurological complications after central neuraxial blockades in Sweden 1990 - 1999. Anesthesiology, 2004, 101(4): 950 - 959.
[36] Romero R, Mazor M, Lockwood CJ, et al. Clinical significance, prevalence, and natural history of thrombocytopenia in pregnancy-induced hypertension. Am J Perinatol, 1989, 6(1): 32 - 38.
[37] Van Veen JJ, Nokes TJ, Makris M. The risk of spinal haematoma following neuraxial anaesthesia or lumbar puncture in thrombocytopenic individuals. Br J Haematol, 2010, 148(1): 15 - 25.
[38] Goodier CG, Lu JT, Hebbar L, et al. Neuraxial anesthesia in parturients with thrombocytopenia: a multisite retrospective cohort study. Anesth Analg, 2015, 121(4): 988 - 991.
[39] Aya AG, Mangin R, Vialles N, et al. Patients with severe preeclampsia experience less hypotension during spinal anesthesia for elective cesarean delivery than healthy parturients: a prospective cohort comparison. Anesth Analg, 2003, 97(3): 867 - 872.
[40] Henke VG, Bateman BT, Leffert LR. Spinal anesthesia in severe preeclampsia. Anesth Analg, 2013, 117(3): 686 - 693.
[41] Aya AG, Vialles N, Tanoubi I, et al. Spinal anesthesia-induced hypotension: a risk comparison between patients with severe preeclampsia and healthy women undergoing preterm cesarean delivery. Anesth Analg, 2005, 101(3): 869 - 875.
[42] Wallace DH, Leveno KJ, Cunningham FG, et al. Randomized comparison of general and regional anesthesia for cesarean delivery in pregnancies complicated by severe preeclampsia. Obstet Gynecol, 1995, 86(2): 193 - 199.
[43] Pant M, Fong R, Scavone B. Prevention of peri-induction hypertension in preeclamptic patients: a focused review. Anesth Analg, 2014, 119(6): 1350 - 1356.
[44] Yoo K, Kang D, Jeong H, et al. A dose-response study of remifentanil for attenuation of the hypertensive response to laryngoscopy and tracheal intubation in severely preeclamptic women undergoing caesarean delivery under general anaesthesia. Int J Obstet Anesth, 2013, 22(1): 10 - 18.
[45] Frezza EE, Mezghebe H. Indications and complications of arterial catheter use in surgical or medical intensive care units: analysis of 4932 patients. Am Surg, 1998, 64(2): 127.
[46] Lorente L, Santacreu R, Martín MM, et al. Arterial catheter-related infection of 2,949 catheters. Crit Care, 2006, 10(3): R83.
[47] Nuthalapaty FS, Beck MM, Mabie WC. Complications of central venous catheters during pregnancy and postpartum: a case series. Am J Obstet Gynecol, 2009, 201(3): 311.e1 - 5.
[48] Gilbert WM, Towner DR, Field NT, et al. The safety and utility of pulmonary artery catheterization in severe preeclampsia and eclampsia. Am J Obstet Gynecol, 2000, 182(6): 1397 - 1403.
[49] Aukes A, De Groot JC, Wiegman M, et al. Long-term cerebral imaging after preeclampsia. BJOG, 2012, 119(9): 1117 - 1122.
[50] Duley L, Henderson-Smart DJ, Chou D. Magnesium sulphate versus phenytoin for eclampsia.

Cochrane Database Syst Rev, 2010, (10): CD000128.
[51] Duley L, Henderson-Smart DJ, Walker G, et al. Magnesium sulphate versus diazepam for eclampsia. Cochrane Database Syst Rev, 2010, (12): CD000127.
[52] Belfort MA, Anthony J, Saade GR, et al. A comparison of magnesium sulfate and nimodipine for the prevention of eclampsia. N Engl J Med, 2003, 348(4): 304-311.
[53] Euser AG, Cipolla MJ. Resistance artery vasodilation to magnesium sulfate during pregnancy and the postpartum state. Am J Physiol Heart Circ Physiol, 2005, 288(4): H1521-525.
[54] Hatab MR, Zeeman GG, Twickler DM. The effect of magnesium sulfate on large cerebral artery blood flow in preeclampsia. J Matern Fetal Neonatal Med, 2005, 17(3): 187-192.
[55] Euser AG, Bullinger L, Cipolla MJ. Magnesium sulphate treatment decreases blood-brain barrier permeability during acute hypertension in pregnant rats. Exp Physiol, 2008, 93(2): 254-261.
[56] Shimosawa T, Takano K, Ando K, et al. Magnesium inhibits norepinephrine release by blocking N-type calcium channels at peripheral sympathetic nerve endings. Hypertension, 2004, 44(6): 897-902.
[57] Okusanya B, Oladapo O, Long Q, et al. Clinical pharmacokinetic properties of magnesium sulphate in women with pre-eclampsia and eclampsia: a systematic review. BJOG, 2016, 123(3): 356-366.
[58] Tan LK, De Swiet M. The management of postpartum hypertension. BJOG, 2002, 109(7): 733-736.
[59] Magee L, von Dadelszen P. Prevention and treatment of postpartum hypertension. Cochrane Database Syst Rev, 2013, (4): CD004351.
[60] Podymow T, August P. Postpartum course of gestational hypertension and preeclampsia. Hypertens Pregnancy, 2010, 29(3): 294-300.
[61] Sibai BM. Etiology and management of postpartum hypertension-preeclampsia. Am J Obstet Gynecol, 2012, 206(6): 470-475.
[62] Berks D, Steegers EA, Molas M, et al. Resolution of hypertension and proteinuria after preeclampsia. Obstet Gynecol, 2009, 114(6): 1307-1314.
[63] Funai EF, Friedlander Y, Paltiel O, et al. Long-term mortality after preeclampsia. Epidemiology, 2005, 16(2): 206-215.
[64] Patten IS, Rana S, Shahul S, et al. Cardiac angiogenic imbalance leads to peripartum cardiomyopathy. Nature, 2012, 485(7398): 333-338.
[65] Vikse BE, Irgens LM, Leivestad T, et al. Preeclampsia and the risk of end-stage renal disease. N Engl J Med, 2008, 359(8): 800-809.
[66] Wang I-K, Muo C-H, Chang Y-C, et al. Association between hypertensive disorders during pregnancy and end-stage renal disease: a population-based study. Can Med Assoc J, 2013, 185(3): 207-213.
[67] Shalom G, Shoham-Vardi I, Sergienko R, et al. Is preeclampsia a significant risk factor for long-term hospitalizations and morbidity? J Matern Fetal Neonatal Med, 2013, 26(1): 13-15.
[68] Lykke JA, Langhoff-Roos J, Sibai BM, et al. Hypertensive pregnancy disorders and subsequent cardiovascular morbidity and type 2 diabetes mellitus in the mother. Hypertension, 2009, 53(6): 944-951.
[69] Gilbert JS, Verzwyvelt J, Colson D, et al. Recombinant vascular endothelial growth factor 121 infusion lowers blood pressure and improves renal function in rats with placentalischemia-induced hypertension. Hypertension, 2010, 55(2): 380-385.
[70] Thadhani R, Kisner T, Hagmann H, et al. Pilot study of extracorporeal removal of soluble fms-like tyrosine kinase 1 in preeclampsia. Circulation, 2011, 124(8): 940-950.

8. 剖宫产术后疼痛的优化管理方法

凯特琳·杜利·萨顿　布伦丹·卡瓦略*

关键词

·剖宫产分娩·疼痛管理·椎管内阿片类药注射·多模式镇痛

关键点

- 有效的术后疼痛是管理是剖宫产患者围术期管理的首要任务，严重的术后疼痛与持续性疼痛、大剂量阿片类药物使用、功能恢复延迟及产后抑郁症增加有关。
- 鞘内吗啡注射是剖宫产术后镇痛的金标准，可提供良好、持久的镇痛效果。
- 多模式镇痛应包括非甾体抗炎药和对乙氨基酚应用，阿片类药物可用于严重的突破性疼痛。
- 对于无法接受椎管内阿片类药物或疼痛未得到充分控制的患者，切口浸润和腹横肌平面阻滞在多模式镇痛中起重要作用。
- 镇痛药可能会转移给母乳喂养的婴儿，但通过谨慎的药物选择和最佳给药时机可最大限度减少转移。

引言

过去几十年美国剖宫产分娩率一直在上升，目前已超过了出生率的32%。接受剖宫产分娩孕妇最大的愿望就是避免术中和术后疼痛，因此有效的术后镇痛至关重要。剖宫产术后疼痛管理可能会产生长期的影响，与严重的急性疼痛与持续性疼痛，大量阿片类药物使用、功能恢复延迟和产后抑郁症增加有关，剖宫产分娩后疼痛的有效缓解可改善产妇的功能状态并使其更好地进入母亲的角色。

个体化的特殊镇痛方案需根据孕妇现病史、精神疾病史、慢性疼痛史、既往

作者无特殊申明

美国加利福尼亚州斯坦福市巴斯德路300号，斯坦福大学医学院麻醉、围术期与疼痛医学科，邮编94305

* 通讯作者邮箱：bcarvalho@stanford.edu

生育分娩史而定。美国疼痛学会建议，术后疼痛管理的规划应从术前开始。麻醉医师应注重围手术期疼痛的个体化管理，常采用多模式镇痛的方法。与其他手术相比，为剖宫产制定最佳麻醉和镇痛计划涉及以下几个不同的考虑因素：

- 外科手术麻醉几乎完全是神经轴麻醉，并且是在清醒的、未镇静的患者中进行。
- 由于担心药物通过子宫向胎儿转移，预防性镇痛药物的使用受到限制。
- 应考虑镇痛药物通过哺乳转移到新生儿身上的可能性。
- 为了使新生儿获得最理想的呵护，母亲术后活动是否受限显得至关重要。

本文总结了多模式镇痛的方案，为接受剖宫产手术且无并发症的产妇提供最佳的术后镇痛选择。镇痛方案适用于大多数产妇，但也有许多产妇的临床并发症需要特别考虑。需要改变和优化疼痛管理方案的情况包括慢性疼痛、阻塞性睡眠呼吸暂停和椎管内麻醉的禁忌证。下面本文将对剖宫产镇痛的几个关键点作重点介绍。

椎管内药物应用

- 蛛网膜下隙吗啡注射
- 硬膜外吗啡注射
- 鞘内氢吗啡酮注射
- 患者自控式连续硬膜外输注
- 椎管内非阿片类药物应用

美国麻醉学会的产科麻醉实践指南和美国疼痛协会的临床实践指南都建议常规使用椎管内麻醉进行剖宫产。推荐使用此麻醉方式是因为可降低产妇风险并有利于胎儿娩出，且椎管内阿片类药物能够起到较好术后镇痛效果。

剖宫产麻醉的标准方案为局麻药联合应用亲脂性阿片类药物（如芬太尼）。虽然这两类药物都不能延长术后镇痛时间，但它们能提供术后早期苏醒期镇痛，直至椎管内长效阿片类药起效；椎管内吗啡镇痛起效时间为 60～90 分钟。

鞘内吗啡注射

鞘内吗啡单次应用是剖宫产术后镇痛的金标准，可提供长达 14～36 小时的镇痛效果。适用于所有患者的鞘内吗啡最佳剂量目前尚无定论。剂量的大小似乎与镇痛持续时间更相关，而非更有效的镇痛或更少的阿片类药物应用。最近的一项荟萃分析显示，大剂量（＞100 μg）的吗啡鞘内注射可使平均镇痛时间延长 4.5 小时，50～100 μg 剂量的镇痛时间为 9.7～26.6 小时，而剂量增至 100～250 μg 时镇痛时间为 13.8～39.5 小时。剖宫产术后第一个 24 小时两组间的疼痛评分和阿片类药物应用情况相似。因此，剂量越大，镇痛时间越长，恶心、呕吐和瘙痒等不良反应发生率越高。选择合适的鞘内吗啡剂量及适当的预防和治疗策略，可将不良反应降至最低(表 8－1)。

表 8－1　鞘内吗啡注射不良反应的预防与治疗

不良反应	预 防 策 略	治 疗 方 案
恶心和呕吐	使用小剂量(如≤150 μg 鞘内吗啡注射) 单选 ● 昂丹司琼 4～8 mg IV ● 甲氧氯普胺 10 mg IV ● 地塞米松 4～8 mg IV ● 氟哌利多 0.625 mg IV ● 东莨菪碱 1.5 ng 贴剂	更好地应用与用于预防的不同作用机制的药物 ● 昂丹司琼 4～8 mg IV ● 甲氧氯普胺 10 mg IV ● 异丙酚 10～20 mg IV ● 异丙嗪 6.25～12.5 mg IV
	复合用药以改善疗效 ● 昂丹司琼 4 mg IV＋甲氧氯普胺 10 mg IV ● 地塞米松 8 mg ＋ 氟哌利多 0.625 mg IV	
瘙痒	使用小剂量(如≤150 μg 鞘内吗啡注射) 昂丹司琼 4～8 mg IV 可降低发生率，严重程度和补救治疗需求	● 纳布啡 2.5～5 mg IV ● 纳洛酮 100～200 mg IV ● 昂丹司琼 mg IV ● 布托啡诺 1 mg IV，0.2 mg/h 输注 ● 喷他佐辛 15 mg IV
	纳布啡或纳洛酮预防使用无效	对比 ● 纳布啡优于纳洛酮 ● 喷他佐辛优于昂丹司琼
呼吸抑制	使用小剂量(例如≤150 μg 鞘内吗啡注射)	注射小剂量纳洛酮后再推注纳洛酮，以避免呼吸抑制再次发生并减轻阿片类药物拮抗引起的疼痛
	识别高危患者 ● 阻塞性睡眠呼吸暂停 ● 肥胖 ● 慢性疼痛/阿片类药物耐受性 关注应用镇静药的患者 ● 硫酸镁 ● 苯海拉明 ● 异丙嗪	氧气吸入仅用于治疗时，因为预防性给氧可能掩盖呼吸抑制

鞘内吗啡小剂量(50～100 μg)与大剂量(>100～250 μg)相比，患者恶心/呕吐发生率([OR]，0.44[0.27，0.73])和瘙痒发生率降低(OR，0.34[0.20，0.59])。重要的是，此荟萃分析均未报道有患者发生呼吸抑制。尽管患有阻塞性睡眠呼吸暂停和病态肥胖的女性可能会增加呼吸抑制的风险，但鞘内吗啡和硬膜外吗啡应用并非是这些患者的禁忌，因为与静脉阿片类用药相比，椎管内阿片类用药具有更好的镇痛效果和更低的呼吸抑制风险。

硬膜外吗啡注射

在美国，虽然大多数择期剖宫产都是在腰麻下进行，急诊剖宫产则常在病房内实施硬膜外麻醉进行分娩，对于这些患者，可通过硬膜外导管实现硬膜外腔吗啡给药来用于术后镇痛。最佳剂量为 2～4 mg，然而大剂量却不能提供更好的镇痛效果，对比研究发现硬膜外吗啡与鞘内吗啡具有相似的镇痛效果和不良反应。然而，鞘内吗啡常优于硬膜外吗啡。因其阿片类药用量低，因此潜在的新生儿药物转移少。

鞘内氢吗啡酮注射

最近美国缺少不含防腐剂的吗啡，供药商已积累了较多的鞘内氢吗啡酮注射经验。最近一项针对剂量的研究发现，鞘内吗啡与鞘内氢吗啡酮的剂量比为 2∶1，两种药物均能实现较高的患者满意度，且两组间恶心、瘙痒等不良反应无差异性。鉴于吗啡更具亲水性，与氢吗啡酮相比，单次给药后镇痛时间可能更长。

连续硬膜外患者自控输注

虽然连续硬膜外患者自控输注已用于剖宫产术后镇痛，但其应用会降低母亲的活动性，使预防性抗凝变得复杂，同时增加了护理工作量和住院费用。对于大多数年轻体健且希望单纯剖宫产后能及时恢复日常活动的产妇来说，就益处而言，与术中单次鞘内或硬膜外阿片类药物注射相比，剖宫产术后的确不需要考虑常规连续硬膜外输注镇痛。但在特殊情况下应该考虑该项技术的应用(例如，有慢性疼痛史的妇女)。

非阿片类药椎管内应用

作为局部麻醉药和阿片类药物的辅助剂，椎管内可乐定应用可以改善剖宫产术后镇痛效果，但与低血压和镇静相关。提示在使用该药物之前需高度关注围产期和围术期有血流动力学不稳定风险的患者，如果要用，可乐定应用于那些术后疼痛控制不佳的患者，如有术后疼痛控制不良史或有慢性疼痛史的患者。新斯的明因其高恶心率，不曾推荐在椎管内应用。2016 年美国疼痛协会的术后疼痛管理指南不推荐新斯的明作为椎管内镇痛辅助药，理由是缺乏明确的益处且药物安全证据不足。

口服和静脉注射药

- 对乙酰氨基酚
- 非甾体类抗炎药(NSAIDs)
- 对乙酰氨基酚和 NSAIDs 联合应用
- 地塞米松
- 加巴喷丁
- 氯胺酮
- 阿片类药物

椎管内阿片类药物的应用为剖宫产术后疼痛管理提供了最大的镇痛效果，但大多数产妇仍需要补充镇痛。补充应用非阿片类药可改善镇痛效果并减少阿片类药物的不良反应。应用非阿片类药使静脉和口服的阿片类药物用量最小化极其重要，因为剖宫产后高达 1/300 的阿片类药初用者成为阿片类药的持续使用者。与单一的镇痛药相比，多模式镇痛通过多靶点的不同作用机制，镇痛效果显著且减少了阿片类药物使用。

对乙酰氨基酚

对乙酰氨基酚已在术后广泛使用，具有约 20%的类阿片样作用。因其镇痛效果好和不良反应小，剖宫产术后 2～3 天常规使用。2009 年，美国食品和药品管理局已建议对乙酰氨基酚日极限剂量从 4 000 mg 改为 3 250 mg。为了减少不必要的阿片类药物的使用，建议避免使用阿片类/对乙酰氨基酚复合药丸，避免超剂量对乙酰氨基酚的应用。

非甾体类抗炎药

NSAIDs 类药是多模式术后疼痛管理的重要组成部分。NSAIDs 可降低疼痛评分，特别是与内脏痉挛有关的疼痛。具有 30%～50%的类阿片样效应，因此可降低阿片类药物相关的不良反应。非选择性 NSAIDs 与手术出血增加明显相关，在出血风险增加的患者中应谨慎使用。无证据表明 NSAIDs 增加术前肾功能正常的患者的心血管事件、胃肠道出血或肾功能损害的风险，但临床医师应关注 NSAIDs 对高风险患者(例如患有肾功能不全的先兆子痫的妇女)的潜在影响。对于术中止血良好的体健患者，产后应即刻常规给予 NSAIDs 类药物。尚无针对不同 NSAIDs 类药物间疗效评估的对比研究，因此可以根据药物特性和母乳安全性进行评估。

选择性环氧化酶(COX)2 抑制剂如塞来昔布可降低与非选择性 NSAID 相

关的胃肠道和血液学风险。迄今为止，没有试验对比研究选择性与非选择性NSAIDs对剖宫产分娩镇痛的影响。COX2抑制剂用于剖宫产术后镇痛效果有限，仅用于非选择性NSAID不适合的患者。

对乙酰氨基酚和非甾体类抗炎药联合应用

对乙酰氨基酚和NSAIDs联合应用时效果更佳，对那些无禁忌证的患者应联合用于剖宫产术后镇痛。对乙酰氨基酚和NSAIDs交替给药并无益处，不但增加了患者服药中断的次数而且还增加了护理工作量，因此应该考虑定时（例如，每6小时）同时给予两种药物。鉴于高成本和缺乏改善镇痛的有效证据，与口服给药相比，不建议静脉给予NSAIDs和对乙酰氨基酚。然而，静脉注射剂是无法口服摄入或有恶心或呕吐患者的良好替代品。

地塞米松

糖皮质激素除具有抗炎作用外，还具有镇痛和止吐作用。对于全身麻醉下手术患者，与安慰剂相比围术期地塞米松单次应用可缓解疼痛，但与术后24小时血糖水平稍高有关，因此，应避免在胰岛素抵抗患者中应用。围术期地塞米松单次应用后未发现伤口愈合不良和感染率增加。对于使用低剂量鞘内吗啡注射脊髓麻醉下进行剖宫产的患者，术前地塞米松单次使用可明显降低恶心和呕吐的发生率，并改善术后第一天的镇痛效果。剂量为1.25～20 mg，最佳剂量尚无定论。

加巴喷丁

虽然加巴喷丁更常用于慢性疼痛管理中，但在术后急性期具有镇痛和类阿片样作用。加巴喷丁也被证实可以减少阿片类药物相关的呕吐和瘙痒，但因其自身的不良反应，特别是镇静（致成危害需要的人数，Number needed to harm [NNH]＝8～35）和头晕（[NNH]＝12）。术前单次应用加巴喷丁600 mg以减少剖宫产术后疼痛和提高母亲满意度的早期成果被后续研究所否定，研究未显示明显的镇痛效果。更糟的是，围术期连续应用加巴喷丁2天也未改善剖宫产术后镇痛效果，而镇静作用却增加。普瑞巴林在剖宫产术后镇痛中的应用未见报道，75～150 mg的剂量并未减少腹部子宫切除术后阿片类药物的用量，普瑞巴林围术期应用可产生视觉障碍和头晕等不良反应。

加巴喷丁是一种神经营养类药物，脐静脉/母体静脉比值高，从而限制了其在剖宫产术中的超前应用。同时还可能有母乳转移问题。鉴于缺乏有力证据表明其可明显缓解剖宫产术后急、慢性疼痛，以及潜在的不良反应和新生儿安全性的不明确，不建议加巴喷丁类作为剖宫产术后常规镇痛药。有慢性疼痛史或经标准方案治疗后疼痛不缓解的患者，加巴喷丁可作为多模式镇痛方案的一部分，用以缓解疼痛并减少阿片类药物的使用。

氯胺酮

低剂量氯胺酮(10～15 mg)在非产科手术和全身麻醉下剖宫产后的最初 24 小时内具有镇痛和类阿片样作用。对于鞘内吗啡注射脊髓麻醉下的剖宫产患者,分娩后单次剂量的氯胺酮不能提供任何镇痛效果。然而,氯胺酮可改善那些没有进行鞘内吗啡注射的剖宫产患者术后镇痛效果。与低剂量氯胺酮相关的幻觉或噩梦报道少见,但眩晕、头晕或视物模糊常见。术中单次氯胺酮 10 mg 与产后 2 周的低疼痛评分相关,且可能对术后有慢性疼痛风险的患者有益。

阿片类药物

当前面提到的椎管内阿片类药物和非阿片类药物联合应用镇痛效果不佳时,应使用阿片类药物治疗爆发性疼痛。与口服阿片类药物相比,未发现静脉阿片类药物可产生更好的镇痛效果,却伴有更多的不良反应,并限制了剖宫产术后的活动性;因此,通常优先使用口服阿片类药物。羟考酮,氢可酮和曲马朵是剖宫产术后常用的口服阿片类药物。不推荐使用可待因,因母-婴药代学和药动学变化性会影响其疗效和不良反应。对于极度疼痛或不能口服的患者,应静脉注射阿片类药物。当需要静脉持续注射阿片类药时首选患者自控镇痛(无须负荷剂量),因其具有更佳的镇痛效果和较高的患者满意度。

局部麻醉药

- 切口浸润
- 腹横肌平面阻滞(TAP)和腰方肌阻滞
- 其他局部麻醉药

切口浸润

局麻药切口浸润是腹部手术常用的补充镇痛方法。一项荟萃分析就腹部手术的伤口浸润与硬膜外镇痛进行了比较,显示术后 24 和 48 小时的疼痛评分相当,但纳入的研究存在异质性。全身麻醉下进行剖宫产的孕妇可受益于局麻药切口浸润或腹横肌平面阻滞(Transversus Abdominis Plane block, TAP block)。但是,脊髓麻醉和椎管内阿片类药物作用下的剖宫产患者,单次局麻药切口浸润受益有限。术中单次局麻药切口浸润不可能超过椎管阻滞的持续时间,仅阻滞了躯体(非内脏)疼痛,且效果不确切。

建议经导管的局麻药缓慢输注可替代单次切口浸润。连续局麻药切口浸润可在术后长达 48 小时减少疼痛评分、阿片类药物用量及阿片类药物相关的恶心和呕吐。然而，单纯局部麻醉技术的镇痛效果不如椎管内阿片类药物或 NSAIDs 应用。如果使用，应将伤口浸润作为多模式镇痛的一部分，为了优化镇痛效果，导管应置于筋膜下而不是皮下或腹膜上。

经研究几种药物可作为切口浸润局部麻醉剂的辅助用药。与单纯的局麻药相比，将地塞米松 16 mg 加入皮下切口浸润局麻药中可延长镇痛时间。双氯芬酸(300 mg，48 h)剖宫产切口浸润镇痛效果优于等剂量的双氯芬酸静脉注射。与单纯的局麻醉药相比，硫酸镁(750 mg 作为罗哌卡因的辅助剂)切口浸润延长了镇痛时间，且无任何明显的不良反应。在切口浸润的局麻药中加入酮咯酸(30 mg，48 h)而非氢吗啡酮可降低炎症介质水平，从而减轻了剖宫产术后疼痛和减少了镇痛药的使用。推荐这些辅助药作为切口浸润的标准用药前，应对比研究如 NSAIDs 或糖皮质激素等药切口浸润与全身给药的安全性。

腹横肌平面(Transversus Abdominis Plane，TAP)阻滞和腰方肌阻滞

接受了鞘内吗啡注射的剖宫产患者，术后常规 TAP 阻滞没有明显的镇痛和减少阿片类药物的优势。在全身麻醉下或脊髓麻醉下没有进行鞘内或硬膜外吗啡注射的患者中，TAP 阻滞可明显改善术后疼痛并减少阿片类药物的使用。与连续的切口局麻药浸润相比，剖宫产术后 TAP 阻滞可提供相似的镇痛效果。单次 TAP 阻滞的感觉阻滞时限为 6～12 小时，平均有效镇痛时间为 9.5 小时(8.5～11.9 小时)。TAP 阻滞已作为镇痛补救措施，有效用于 PACU 中那些对常用镇痛药和补救阿片类药物无效的严重术后切口疼痛患者。在使用 TAP 阻滞进行镇痛补救之前，临床医师应评估疼痛的性质和位置，因为与局麻药切口浸润一样，TAP 阻滞是主要用于躯体切口疼痛，而不是内脏或痉挛性疼痛。比较 TAP 阻滞剂与鞘内注射吗啡的研究发现，TAP 阻滞镇痛欠佳，但与阿片类药物相关的不良反应如恶心发生率较低。

尽管在剖宫产术后 TAP 阻滞中加入舒芬太尼可降低阿片类药物的需要量已得到证实，但与相同剂量的全身给药相比，TAP 阻滞中加入的芬太尼没有增强镇痛作用。这些相互矛盾的结果表明，当将阿片类药物加入局部麻醉药中用于 TAP 阻滞时，全身吸收可以解释镇痛效果的改善。在 TAP 阻滞剂中局部麻醉剂中加入可乐定不能改善剖宫产术后短期或长期镇痛。总的来说，目前的证据不支持辅助剂用于 TAP 阻滞，直到其安全性和有效性被证实。局麻药容积越大扩散范围越广，同时 TAP 阻滞的镇痛效果越好。TAP 阻滞时需考虑局麻药的毒不良反应，在剖宫产中有数例病例报道。应根据需要调整局部麻醉剂浓度，以避免超过最大推荐剂量(例如罗哌卡因 0.25%，每侧 20～25 mL)。最近一项

研究评估了椎管内麻醉下剖宫产术后腰方肌阻滞(无鞘内注射吗啡,应用对乙酰氨基酚和 NSAIDs 的多模镇痛),发现可减少阿片类药物需求和降低疼痛评分。

其他麻醉药

尚未就剖宫产术中应用脂容性的布比卡切口浸润或 TAP 阻滞进行评估。然而,与 TAP 阻滞相比,开腹子宫切除术后脂容性布比卡因切口筋膜下浸润,术后 6 h 静息状态、咳嗽时疼痛明显缓解。必须明确脂容性布比卡因与普通布比卡因用于剖宫产术后疼痛缓解的有效性和安全性后,才能推荐常规使用。与对照组相比,浸泡了布比卡因的可吸收凝胶海绵可减少剖宫产术后的疼痛评分、镇痛药用量和不良反应发生。

非药物技术

图像引导,催眠和音乐等认知和行为治疗镇痛效果有限,但因其非创伤性和无不良反应,可作为多模式镇痛的一部分,可减少焦虑并有可能减轻疼痛。经皮神经电刺激疗法(TENS)被认为通过激活下行抑制途径来调节疼痛。尽管证据不足以推荐特殊的 TENS 方案用于剖宫产疼痛管理,已证实 TENS 刺激比安慰剂更有效减少运动时的切口痛。根据病例报道,医师偶尔建议在剖宫产术后使用腹部黏合剂来改善疼痛,但最近一项随机对照试验就剖宫产术后腹部黏合剂的使用与对照组进行了比较,显示疼痛评分或术后抑郁无差异。

镇痛药方案推荐

表 8-2 显示了椎管内麻醉下常规剖宫产的推荐镇痛方案。镇痛方案应该是适用于多数患者的标准方案,但对全麻患者、标准方案无效的重度疼痛患者及已诊断为慢性疼痛的患者,其镇痛方案需要进行调整。与单一的方法相比,以患者为中心的多模式镇痛方案可给产妇提供更好的镇痛效果和满意度。

表 8-2 剖宫产术后院内疼痛管理的镇痛药方案推荐

时机	药物	剂量和途径	应用
标准治疗[a] (术中)	鞘内吗啡	分娩后鞘内吗啡 100～150 μg 或硬膜外吗啡 2～3 mg	鞘内重比重布比卡因 12 mg + 芬太尼 15 μg 硬膜外 2% 利多卡因 15～25 mL(± 碳酸氢盐和肾上腺素) ± 芬太尼 50～100 μg

（续表）

时　机	药　物	剂量和途径	应　用
	NSAIDs	布洛芬 600 mg 口服（不能口服者酮洛酸 15 mg 静脉注射）	剖宫产后每 6 小时一次、持续 48～72 小时
	对乙酰氨基酚	对乙酰氨基酚 650 mg 口服（不能口服者静脉注射）	剖宫产后每 6 小时一次、持续 48～72 小时
	口服阿片类药物	羟考酮 5～10 mg 口服	根据暴发痛程度： VNPS≤4/10：5 mg VNPS>4/10：10 mg
术后持续疼痛或严重疼痛 b	静脉阿片类药物	静脉注射吗啡，芬太尼或氢吗啡酮	间歇性静脉注射或患者静脉自控镇痛
	区域阻滞	双侧 TAP 阻滞	0.25% 罗哌卡 20～25 mL/每侧
	口服辅助类药	加巴喷丁	600 mg 口服补救剂量（持续剧烈疼痛者 300 mg/8 小时口服）
		地塞米松	4～8 mg 口服

加利福尼亚州斯坦福大学 Lucile Packard 儿童医院使用的镇痛方案。

缩写：NPO，不能口服，不耐受口服药物或呕吐患者；PO，口服；VNPS，口头数字疼痛评分（0～10）。

[a] 评估为有重度术后疼痛风险的产妇（如有慢性疼痛史，阿片类药物耐受者）可考虑以下镇痛方案：（1）术后患者硬膜外自控镇痛，局麻药＋阿片类药物（首选）或首次高剂量的鞘内吗啡注射（200～300 μg）。（2）局部麻醉药切口浸润（剖宫产后筋膜下 0.5%罗哌卡因每小时 5 mL，48～72 小时）。（3）其他辅助药：婴儿娩出后亚麻醉剂量的氯胺酮 10～15 mg 静脉注射和（或）地塞米松 4～8 mg 静脉注射。

[b] 标准治疗方案中约 5%～10%的患者可能需要补充镇痛药来干预暴发痛。

母乳喂养需考虑的因素

在美国超过 70%以上的女性进行母乳喂养，且比率还在持续增加。良好的镇痛有利于母乳喂养和母婴接触，但镇痛药有可能转移给母乳喂养的婴儿。新生儿药物吸收通常以相对婴儿剂量（Relative Infant Dose，RID）表示。RID 考虑了孕妇和新生儿的体重，当 RID 大于 10%应引起重视。表 8－3 显示了剖宫产疼痛管理中常用镇痛药的 RID。

许多文献深入讨论了经母乳转移镇痛药的生理学和药代动力学。在剖宫产术后镇痛的管理中临床医师应对母乳喂养生理学有基本的了解。母乳喂养产妇的术后镇痛药应遵循以下基本原则进行：

表 8-3 剖宫产术后常用镇痛药的相对婴儿剂量

药物治疗	RID(%)
对乙酰氨基酚	1.3～6.4
布洛芬	0.1～0.7
酮咯酸	0.2～0.4
塞来昔布	0.3
地塞米松	没有数据
加巴喷丁	1.3～6.5
普瑞巴林	没有数据
氢可酮	1.6～3.7
羟考酮	1.5～8
曲马朵	2.4～2.9
芬太尼	0.9～3
吗啡	5.8～10.7

RID 以百分比表示并且是根据婴儿的体重来调整，使新生儿接触的药物剂量相对于母亲的剂量正常化

- 首选类阿片样药物多模式镇痛，因阿片类药物可经母乳转移给新生儿并产生镇静作用。
- 母乳中的药物含量等同于母体血液水平。临床医师师使用最低有效剂量，并尽可能鞘内或经口给予阿片类药物，而不是静脉注射。
- 在此状态下，半衰期短、无活性代谢物产生及长期安全使用的药物是最佳的选择。
- 亲脂性药物更易进入母乳，而蛋白结合率高的药物(如 NSAID，局部麻醉剂)转移有限。
- 口服生物利用度低的药物母乳喂养婴儿时转移有限。
- 在不影响产妇镇痛需求的情况下，实现哺乳时间与母体血药水平最佳化。
- 常规剖宫产术后患者不需要所谓“高开低走”式的管理。
- 分娩后最初几天的初乳量很小，因此出生后几天药物转移量较小。
- 产妇应知晓母乳喂养的新生儿有镇痛药转移的可能性。

总结

全球范围内剖宫产率不断增加，有效的镇痛是剖宫产患者优先考虑的问题。剖宫产术后产妇的疼痛管理有别于其他外科手术，几乎首选椎管内麻醉，因胎儿药物转移之忧，超前镇痛受到限制，其次母亲使用的术后镇痛药有可能转移给母

乳喂养的新生儿。剖宫产术后最佳管理除了缓解疼痛外，还应达到母体活动的最大化和基础功能的快速恢复。多模式镇痛应包括椎管内吗啡与非阿片类药物如NSAID和对乙酰氨基酚的联合应用，以及重度暴发性疼痛时阿片类药物的补充应用。

（虎磐　杨云丽　翻译　徐昕明　审校）

参考文献

[1] Hamilton BE, Martin JA, Osterman MJK, et al. Births: final data for 2014. Natl Vital Stat Rep, 2015, 64(12): 1-104.

[2] Carvalho B, Cohen SE, Lipman SS, et al. Patient preferences for anesthesia outcomes associated with cesarean delivery. Anesth Analg, 2005, 101(2): 1182-1187.

[3] Eisenach JC, Pan PH, Smiley R, et al. Severity of acute pain after childbirth, but not type of delivery, predicts persistent pain and postpartum depression. Pain, 2008, 140(1): 87-94.

[4] Hirose M, Hara Y, Hosokawa T, et al. The effect of postoperative analgesia with continuous epidural bupivacaine after cesarean section on the amount of breast feeding and infant weight gain. Anesth Analg, 1996, 82(6): 1166-1169.

[5] Chou R, Gordon DB, de Leon-Casasola OA, et al. Management of postoperative pain: a clinical practice guideline from the American Pain Society, the American Society of Regional Anesthesia and Pain Medicine, and the American Society of Anesthesiologists' Committee on Regional Anesthesia, Executive Committee, and Administrative Council. J Pain, 2016, 17(2): 131-157.

[6] American Society of Anesthesiologists Task Force on Obstetric Anesthesia. Practice guidelines for obstetric anesthesia: an updated report by the American Society of Anesthesiologists Task Force on Obstetric Anesthesia. Anesthesiology, 2007, 106(4): 845-863.

[7] Bonnet M-P, Mignon A, Mazoit J-X, et al. Analgesic efficacy and adverse effects of epidural morphine compared to parenteral opioids after elective caesarean section: a systematic review. Eur J Pain, 2010, 14(9): 894.e1-9.

[8] Dahl JB, Jeppesen IS, Jørgensen H, et al. Intraoperative and postoperative analgesic efficacy and adverse effects of intrathecal opioids in patients undergoing cesarean section with spinal anesthesia: a qualitative and quantitative systematic review of randomized controlled trials. Anesthesiology, 1999, 91(6): 1919-1927.

[9] Sultan P, Flalpern SH, Pushpanathan E, et al. The effect of intrathecal morphine dose on outcomes after elective cesarean delivery: a meta-analysis. Anesth Analg, 2016, 123(1): 154-164.

[10] Chan JKW, Leung RCC, Lai CKW. Diagnosis and treatment of obstructive sleep apnea. Clin Pulm Med, 1998, 5(1): 60-68.

[11] Traynor AJ, Aragon M, Ghosh D, et al. Obstetric anesthesia workforce survey: a 30-year update. Anesth Analg, 2016, 122(6): 1939-1946.

[12] Palmer CM, Nogami WM, Alves DM, et al. Postcesarean epidural morphine: a dose-response study. Anesth Analg, 2000, 90(4): 887-891.

[13] Dualé C, Frey C, Bolandard F, et al. Epidural versus intrathecal morphine for postoperative analgesia after Caesarean section. Br J Anaesth, 2003, 91(5): 690-694.

[14] Sarvela J, Halonen P, Soikkeli A, et al. A double-blinded, randomized comparison of intrathecal and epidural morphine for elective cesarean delivery. Anesth Analg, 2002, 95(2): 436 - 440. Table of contents.

[15] Sviggum HP, Arendt KW, Jacob AK, et al. Intrathecal hydromorphone and morphine for postcesarean delivery analgesia: determination of the ED90 using a sequential allocation biased-coin method. Anesth Analg, 2016, 123(3): 690 - 697.

[16] Vercauteren M, Vereecken K, La Malfa M, et al. Cost-effectiveness of analgesia after Caesarean section. A comparison of intrathecal morphine and epidural PCA. Acta Anaesthesiol Scand, 2002, 46(1): 85 - 89.

[17] Roelants F. The use of neuraxial adjuvant drugs (neostigmine, clonidine) in obstetrics. Curr Opin Anaesthesiol, 2006, 19(3): 233 - 237.

[18] Clonidine hydrochloride [package insert]. Columbus, OH: PharmaForce; 2009.

[19] Bateman BT, Franklin JM, Bykov K, et al. Persistent opioid use following Cesarean delivery: patterns and predictors among opioid naive women. Am J Obstet Gynecol, 2016, 215(3): 353.e1 - 18.

[20] Elia N, Lysakowski C, Tramer M. Does multimodal analgesia with acetaminophen, nonsteroidal anti-inflammatory drugs, or selective cyclooxygenase - 2 inhibitors and patient-controlled analgesia morphine offer advantages over morphine alone? Anesthesiology, 2005, 103: 1296 - 1394.

[21] Maund E, McDaid C, Rice S, et al. Paracetamol and selective and non-selective non-steroidal anti-inflammatory drugs for the reduction in morphine-related side-effects after major surgery: a systematic review. Br J Anaesth, 2011, 106(3): 292 - 297.

[22] Remy C, Marret E, Bonnet F. Effects of acetaminophen on morphine side-effects and consumption after major surgery: meta-analysis of randomized controlled trials. Br J Anaesth, 2005, 94(4): 505 - 513.

[23] Mathiesen O, Wetterslev J, Kontinen VK, et al. Adverse effects of perioperative paracetamol, NSAIDs, glucocorticoids, gabapentinoids and their combinations: a topical review. Acta Anaesthesiol Scand, 2014, 58(10): 1182 - 1198.

[24] Krenzelok EP. The FDA Acetaminophen Advisory Committee Meeting — what is the future of acetaminophen in the United States? The perspective of a committee member. Clin Toxicol, 2009, 47(8): 784 - 789.

[25] Valentine AR, Carvalho B, Lazo TA, et al. Scheduled acetaminophen with as-needed opioids compared to as-needed acetaminophen plus opioids for post-cesarean pain management. Int J Obstet Anesth, 2015, 24(3): 210 - 216.

[26] Pavy TJ, Paech MJ, Evans SF. The effect of intravenous ketorolac on opioid requirement and pain after cesarean delivery. Anesth Analg, 2001, 92(4): 1010 - 1014.

[27] Marret E, Kurdi O, Zufferey P, et al. Effects of nonsteroidal antiinflammatory drugs on patient-controlled analgesia morphine side effects: meta-analysis of randomized controlled trials. J Am Soc Anesthesiol, 2005, 102(6): 1249 - 1260.

[28] Paech MJ, McDonnell NJ, Sinha A, et al. A randomised controlled trial of parecoxib, celecoxib and paracetamol as adjuncts to patient-controlled epidural analgesia after caesarean delivery. Anaesth Intensive Care, 2014, 42(1): 15 - 22.

[29] Ong C, Seymour R, Lirk P, et al. Combining paracetamol (acetaminophen) with nonsteroidal antiinflammatory drugs: a qualitative systematic review of analgesic efficacy for acute postoperative pain. Anesth Analg, 2010, 110: 1170 - 1179.

[30] Tramer M, Williams J, Carroll D, et al. Comparing analgesic efficacy of non-steroidal anti-inflammatory drugs given by different routes in acute and chronic pain: a qualitative

systematic review. Acta Anaesthesiol Scand, 1998, 42: 71-79.
[31] Waldron NH, Jones CA, Gan TJ, et al. Impact of perioperative dexamethasone on postoperative analgesia and side-effects: systematic review and meta-analysis. Br J Anaesth, 2013, 110(2): 191-200.
[32] De Oliveira GS, Almeida MD, Benzon HT, et al. Perioperative single dose systemic dexamethasone for postoperative pain: a meta-analysis of randomized controlled trials. Anesthesiology, 2011, 115(3): 575-588.
[33] Cardoso MMS, Leite AO, Santos EA, et al. Effect of dexamethasone on prevention of postoperative nausea, vomiting and pain after caesarean section: a randomised, placebo-controlled, double-blind trial. Eur J Anaesthesiol, 2013, 30(3): 102-105.
[34] Ho K-Y, Gan TJ, Habib AS. Gabapentin and postoperative pain — a systematic review of ranolomized controlled trials. Pain, 2006, 126(1): 91-101.
[35] Tiippana EM, Hamunen K, Kontinen VK, et al. Do surgical patients benefit from perioperative gabapentin/pregabalin? A systematic review of efficacy and safety. Anesth Analg, 2007, 104(6): 1545-1556.
[36] Moore A, Costello J, Wieczorek P, et al. Gabapentin improves postcesarean delivery pain management: a randomized, placebo-controlled trial. Anesth Analg, 2011, 112(1): 167-173.
[37] Short J, Downey K, Bernstein P, et al. A single preoperative dose of gabapentin does not improve postcesarean delivery pain management: a randomized, double-blind, placebo-controlled dose-finding trial. Anesth Analg, 2012, 115(6): 1336-1342.
[38] Monks D, Hoppe D, Downey K, et al. A perioperative course of gabapentin does not produce a clinically meaningful improvement in analgesia after cesarean delivery: a randomized controlled trial. Anesthesiology, 2015, 123(2): 320-326.
[39] George RB, McKeen DM, Andreou P, et al. A randomized placebo-controlled trial of two doses of pregabalin for postoperative analgesia in patients undergoing abdominal hysterectomy. Can J Anesth, 2014, 61(6): 551-557.
[40] Zhang J, Ho KY, Wang Y. Efficacy of pregabalin in acute postoperative pain: a meta-analysis. Br J Anaesth, 2011, 106(4): 454-462.
[41] Engelman E, Cateloy F. Efficacy and safety of perioperative pregabalin for postoperative pain: a meta-analysis of randomized-controlled trials. Acta Anaesthesiol Scand, 2011, 55(8): 927-943.
[42] Kristensen JH, Ilett KF, Hackett LP, et al. Gabapentin and breastfeeding: a case report. J Hum Lact, 2006, 22(4): 426-428.
[43] Bell RF, Dahl JB, Moore R, et al. Peri-operative ketamine for acute post-operative pain: a quantitative and qualitative systematic review (Cochrane Review). Acta Anaesthesiol Scand, 2005, 49(10): 1405-1428.
[44] Bauchat JR, Higgins N, Wojciechowski KG, et al. Low-dose ketamine with multimodal postcesarean delivery analgesia: a randomized controlled trial. Int J Obstet Anesth, 2011, 20(1): 3-9.
[45] Rahmanian M, Leysi M, Hemmati AA, et al. The effect of low-dose intravenous ketamine on postoperative pain following cesarean section with spinal anesthesia: a randomized clinical trial. Oman Med J, 2015, 30(1): 11-16.
[46] Sen S, Ozmert G, Aydin ON, et al. The persisting analgesic effect of low-dose intravenous ketamine after spinal anaesthesia for Caesarean section. Eur J Anaesthesiol, 2005, 22(7): 518-523.
[47] Kashefi P. The benefits of intraoperative small-dose ketamine on postoperative pain after

cesarean section. Anesthesiology, 2006, 104(4): 27.

[48] Snell P, Hicks C. An exploratory study in the UK of the effectiveness of three different pain management regimens for post-caesarean section women. Midwifery, 2006, 22: 249-261.

[49] Ruetzler K, Blome C, Nabecker S, et al. A randomised trial of oral versus intravenous opioids for treatment of pain after cardiac surgery. J Anesth, 2014, 28: 580-586.

[50] Madadi P, Moretti M, Djokanovic N, et al. Guidelines for maternal codeine use during breastfeeding. Can Fam Physician, 2009, 55(11): 1077-1078.

[51] George J, Lin E, Hanna M, et al. The effect of intravenous opioid patient-controlled analgesia with and without background infusion on respiratory depression: a meta-analysis. J Opioid Manag, 2010, 6: 47-54.

[52] Hudcova J, McNicol E, Quah C, et al. Patient controlled opioid analgesia versus conventional opioid analgesia for postoperative pain. Cochrane Database Syst Rev, 2006, (4): CD003348.

[53] Bamigboye AA, Hofmeyr GJ. Local anaesthetic wound infiltration and abdominal nerves block during caesarean section for postoperative pain relief. Cochrane Database Syst Rev, 2009, (3): CD006954.

[54] Ventham NT, Hughes M, O'Neill S, et al. Systematic review and meta-analysis of continuous local anaesthetic wound infiltration versus epidural analgesia for postoperative pain following abdominal surgery. Br J Surg, 2013, 100(10): 1280-1289.

[55] Lavand'homme P, Roelants F, Waterloos H, et al. Postoperative analgesic effects of continuous wound infiltration with diclofenac after elective cesarean delivery. Anesthesiology, 2007, 106: 1220-1225.

[56] Eslamian L, Jalili Z, Jamal A, et al. Transversus abdominis plane block reduces postoperative pain intensity and analgesic consumption in elective cesarean delivery under general anesthesia. J Anesth, 2012, 26(3): 334-338.

[57] Liu S, Richman J, Thirlby R, et al. Efficacy of continuous wound catheters delivering local anesthetic for postoperative analgesia: a quantitative and qualitative systematic review of randomized controlled trials. J Am Coll Surg, 2006, 203: 914-932.

[58] Gupta A, Favaios S, Perniola A, et al. A meta-analysis of the efficacy of wound catheters for post-operative pain management. Acta Anaesthesiol Scand, 2011, 55: 785-796.

[59] Zohar E, Shapiro A, Eidinov A, et al. Postcesarean analgesia: the efficacy of bupivacaine wound instillation with and without supplemental diclofenac. J Clin Anesth, 2006, 18(6): 415-421.

[60] Rackelboom T, Le Strat S, Silvera S, et al. Improving continuous wound infusion effectiveness for postoperative analgesia after cesarean delivery. Obs Gynaecol, 2010, 116: 893-900.

[61] Jabalameli M, Saryazdi H. The effect of subcutaneous dexamethasone added to bupivacaine on postcesarean pain: a randomized controlled trial. Ir J Med Sci, 2010, 35(1): 21-26.

[62] Kundra S, Singh RM, Singh G, et al. Efficacy of magnesium sulphate as an adjunct to ropivacaine in local infiltration for postoperative pain following lower segment caesarean section. J Clin Diagn Res, 2016, 10(4): UC18-22.

[63] Carvalho B, Lemmens HJ, Ting V, et al. Postoperative subcutaneous instillation of low-dose ketorolac but not hydromorphone reduces wound exudate concentrations of interleukin-6 and interleukin-10 and improves analgesia following cesarean delivery. J Pain, 2013, 14(1): 48-56.

[64] Mishriky BM, George RB, Habib AS. Transversus abdominis plane block for analgesia after Cesarean delivery: a systematic review and meta-analysis. Can J Anesth, 2012, 59(8): 766-778.

[65] Abdallah FW, Halpern SH, Margarido CB. Transversus abdominis plane block for postoperative

analgesia after Caesarean delivery performed under spinal anaesthesia? A systematic review and meta-analysis. Br J Anaesth, 2012, 109(5): 679-687.

[66] Tan TT, Teoh WHL, Woo DCM, et al. A randomised trial of the analgesic efficacy of ultrasound-guided transversus abdominis plane block after caesarean delivery under general anaesthesia. Eur J Anaesthesiol, 2012, 29(2): 88-94.

[67] Chandon M, Bonnet A, Burg Y, et al. Ultrasound-guided transversus abdominis plane block versus continuous wound infusion for post-caesarean analgesia: a randomized trial. PLoS One, 2014, 9(8): e103971.

[68] Aydogmus MT, Sinikoglu SN, Naki MM, et al. Comparison of analgesic efficiency between wound site infiltration and ultrasound-guided transversus abdominis plane block after cesarean delivery under spinal anaesthesia. Hippokratia, 2014, 18(1): 28-31.

[69] Telnes A, Skogvoll E, Lonnee H. Transversus abdominis plane block vs. wound infiltration in Caesarean section: a randomised controlled trial. Acta Anaesthesiol Scand, 2015, 59(4): 496-504.

[70] Siøving K, Rothe C, Rosenstock CV, et al. Cutaneous sensory block area, muscle-relaxing effect, and block duration of the transversus abdominis plane block: a randomized, blinded, and placebo-controlled study in healthy volunteers. Reg Anesth Pain Med, 2015, 40(4): 1-8.

[71] Mirza F, Carvalho B. Transversus abdominis plane blocks for rescue analgesia following Cesarean delivery: a case series. Can J Anesth, 2013, 60(3): 299-303.

[72] Eslamian L, Kabiri-Nasab M, Agha-Husseini M, et al. Adding sufentanil to TAP block hyperbaric bupivacaine decreases post-cesarean delivery morphine consumption. Acta Med Iran, 2016, 54(3): 185-190.

[73] Wang LZ, Liu X, Zhang YF, et al. Addition of fentanyl to the ultrasound-guided transversus abdominis plane block does not improve analgesia following cesarean delivery. Exp Ther Med, 2016, 11(4): 1441-1446.

[74] Bollag L, Richebe P, Siaulys M, et al. Effect of transversus abdominis plane block with and without clonidine on post-cesarean delivery wound hyperalgesia and pain. Reg Anesth Pain Med, 2012, 37(5): 508-514.

[75] Erdoğan Ari D, Yildirim Ar A, Karadoğan F, et al. Ultrasound-guided transversus abdominis plane block in patients undergoing open inguinal hernia repair: 0.125% bupivacaine provides similar analgesic effect compared to 0.25% bupivacaine. J Clin Anesth, 2016, 28: 41-46.

[76] Griffiths JD, Le NV, Grant S, et al. Symptomatic local anaesthetic toxicity and plasma ropivacaine concentrations after transversus abdominis plane block for Caesarean section. Br J Anaesth, 2013, 110(6): 996-1000.

[77] Weiss E, Jolly C, Dumoulin J-L, et al. Convulsions in 2 patients after bilateral ultrasound-guided transversus abdominis plane blocks for cesarean analgesia. Reg Anesth Pain Med, 2014, 39(3): 248-251.

[78] Blanco R, Ansari T, Girgis E. Quadratus lumborum block for postoperative pain after caesarean section: a randomised controlled trial. Eur J Anaesthesiol, 2015, 32(11): 812-818.

[79] Gasanova I, Alexander J, Ogunnaike B, et al. Transversus abdominis plane block versus surgical site infiltration for pain management after open total abdominal hysterectomy. Anesth Analg, 2015, 121(5): 1383-1388.

[80] Simavli S, Kaygusuz I, Kinay T, et al. Bupivacaine-soaked absorbable gelatin sponges in cesarean section wounds: effect on postoperative pain, analgesic requirement, and hemodynamic profile. Int J Obs Anesth, 2014, 23(4): 302-308.

[81] Li Y, Dong Y. Preoperative music intervention for patients undergoing cesarean delivery.

Int J Gynecol Obstet, 2012, 119(1): 81 - 83.

[82] Ebneshahidi A, Mohseni M. The effect of patient-selected music on early post-operative pain, anxiety, and hemodynamic profile in cesarean section surgery. J Altern Complement Med, 2008, 14(7): 827 - 831.

[83] Smith C, Guralnick M, Gelfand M, et al. The effects of transcutaneous electrical nerve stimulation on post-cesarean pain. Pain, 1986, 27: 181 - 193.

[84] Gillier CM, Sparks JR, Kriner R, et al. A randomized controlled trial of abdominal binders for the management of postoperative pain and distress after cesarean delivery. Int J Gynecol Obstet, 2016, 133(2): 188 - 191.

[85] Centers for Disease Control and Prevention. Progress in increasing breastfeeding and reducing racial/ethnic differences — United States, 2000 - 2008 births. MMWR, 2013, 62(05): 77 - 80.

[86] Montgomery A, Hale TW. ABM clinical protocol #15: analgesia and anesthesia for the breastfeeding mother, revised 2012. Breastfeed Med, 2012, 7(6): 547 - 553.

[87] Ilett K, Kristensen J. Drug use and breastfeeding. Expert Opin Drug Saf, 2005, 4(4): 745 - 768.

[88] Spigset O, Hägg S. Analgesics and breast-feeding: safety considerations. Paediatr Drugs, 2000, 2(3): 223 - 238.

[89] American Academy of Pediatrics Committee on Drugs. The transfer of drugs and other chemicals into human milk. Pediatrics, 2001, 108(3): 776 - 789.

[90] Bond G, Holloway A. Anaesthesia and breast-feeding — the effect on mother and infant. Anaesth Intensive Care, 1993, 20(4): 426 - 430.

[91] Dalal PG, Bosak J, Berlin C. Safety of the breast-feeding infant after maternal anesthesia. Paediatr Anaesth, 2014, 24(4): 359 - 371.

[92] Gan TJ, Meyer TA, Apfel CC, et al. Society for ambulatory anesthesia guidelines for the management of postoperative nausea and vomiting. Anesth Analg, 2007, 105: 1615 - 1628.

[93] George R, Allen T, Habib A. Serotonin receptor antagonists for the prevention and treatment of pruritus, nausea, and vomiting in women undergoing cesarean delivery with intrathecal morphine: a systematic review and meta-analysis. Anesth Analg, 2009, 109(1): 174 - 178.

[94] Mishriky B, Habib A. Metoclopramide for nausea and vomiting prophylaxis during and after Caesarean delivery: a systematic review and meta-analysis. Br J Anaesth, 2012, 108(3): 374 - 383.

[95] Allen TK, Jones CA, Habib AS. Dexamethasone for the prophylaxis of postoperative nausea and vomiting associated with neuraxial morphine administration: a systematic review and meta-analysis. Anesth Analg, 2012, 114(4): 813 - 822.

[96] Habib AS, Reuveni J, Taguchi A, et al. A comparison of ondansetron with promethazine for treating postoperative nausea and vomiting in patients who received prophylaxis with ondansetron: a retrospective database analysis. Anesth Analg, 2007, 104(3): 548 - 551.

[97] Heffernan AM, Rowbotham DJ. Postoperative nausea and vomiting — time for balanced antiemesis? Br J Anaesth, 2000, 85(5): 675 - 677.

[98] Kjellberg F, Tramèr MR. Pharmacological control of opioid-induced pruritus: a quantitative systematic review of randomized trials. Eur J Anaesthesiol, 2001, 18(6): 346 - 357.

[99] Bonnet M-P, Marret E, Josserand J, et al. Effect of prophylactic 5-HT3 receptor antagonists on pruritus induced by neuraxial opioids: a quantitative systematic review. Br J Anaesth, 2008, 101(3): 311 - 319.

[100] Wu Z, Kong M, Wang N, et al. Intravenous butorphanol administration reduces intrathecal morphine-induced pruritus after cesarean delivery: a randomized, double-blind, placebo-controlled study. J Anesth, 2012, 26(5): 752 - 757.

[101] Tamdee D, Charuluxananan S, Punjasawadwong Y, et al. A randomized controlled trial of pentazocine versus ondansetron for the treatment of intrathecal morphine-induced pruritus in patients undergoing cesarean delivery. Anesth Analg, 2009, 109(5): 1606 - 1611.

[102] Siddik-Sayyid S, Aouad M, Taha S. Does ondansetron or granisetron prevent subarachnoid morphine-induced pruritus after cesarean delivery? Anesth Analg, 2007, 104(2): 421 - 424.

[103] Lockington PF, Fa'aea P. Subcutaneous naloxone for the prevention of intrathecal morphine induced pruritus in elective Caesarean delivery. Anaesthesia, 2007, 62(7): 672 - 676.

[104] Cohen SE, Ratner EF, Kreitzman TR, et al. Nalbuphine is better than naloxone for treatment of side effects after epidural morphine. Anesth Analg, 1992, 75(5): 747 - 752.

[105] Cannesson M, Nargues N, Bryssine B, et al. Intrathecal morphine overdose during combined spinal-epidural block for Caesarean delivery. Br J Anaesth, 2002, 89(6): 925 - 927.

[106] Abouleish E, Rawal N, Rashad MN. The addition of 0.2 mg subarachnoid morphine to hyperbaric bupivacaine for cesarean delivery: a prospective study of 856 cases. Reg Anesth, 1991, 16(3): 137 - 140.

[107] Practice guidelines for the prevention, detection, and management of respiratory depression associated with neuraxial opioid administration. Anesthesiology, 2016, 124(3): 535 - 552.

[108] Bloor M, Paech M. Nonsteroidal anti-inflammatory drugs during pregnancy and the initiation of lactation. Anesth Analg, 2013, 116(5): 1063 - 1075.

[109] Wambach K. Drug therapy and breastfeeding. In: breastfeeding and human lactation. 5th edition. Burlington (MA): Jones & Bartlett Publishers, 2014: 171 - 206.

[110] Hovinga CA, Pennell PB. Antiepileptic drug therapy in pregnancy II: fetal and neonatal exposure. Int Rev Neurobiol, 2008, 83: 241 - 258.

[111] Bloor M, Paech MJ, Kaye R. Tramadol in pregnancy and lactation. Int J Obstet Anesth, 2012, 21(2): 163 - 167.

9. 一氧化二氮能用于分娩患者吗？

迈克尔·G. 理查德[a,*]　布兰登·M. 洛佩兹[b]
柯蒂斯·L. 贝辛格[a]

关键词

• 一氧化二氮（笑气）• 分娩镇痛 • 孕产妇满意度 • 镇痛效果 • 药物安全性

关键点

- 不同于椎管内麻醉分娩镇痛，N_2O 提供的分娩镇痛效果差异大，要么效果差，要么效果非常好。
- 尽管镇痛效果存在差异，有条件进行椎管内分娩镇痛（包括尝试用 N_2O 之后）而选择使用 N_2O 分娩镇痛的产妇与接受椎管内分娩镇痛的女性报告的满意度相似。相比椎管内分娩镇痛不完全的产妇，使用 N_2O 分娩镇痛的产妇的满意度更高。
- 安全性方面，使用 N_2O 分娩镇痛的产妇和新生儿不良反应发生率与其他分娩镇痛技术相似，与常规分娩相比，分娩镇痛不良反应出生率未出现增高。通过正确清除呼出废气并充分通风时，医护人员的环境职业暴露和健康风险很低。
- 使用 N_2O 的成本与其他分娩镇痛的方案的成本相近。并且未经麻醉专业培训的护理人员可以安全地监测 N_2O 的镇痛作用，因此总的成本可能低于椎管内分娩镇痛技术。
- N_2O 分娩镇痛为拒绝椎管内分娩镇痛或对使用椎管内阻滞有禁忌证的产妇提供了缓解疼痛的有效替代方案，并且可能比患者自控的阿片类药物和非药物技术更有优势。

作者无特殊申明

a 美国田纳西州纳什维尔市医疗中心大道 1211 号 VUH4202，范德比尔特大学医学中心麻醉科，邮编 37232；
b 美国佛罗里达州盖恩斯维尔市，佛罗里达大学医学院麻醉科，邮编 32610
* 通信作者邮箱：michael.g.richardson@vanderbilt.edu

引言

数十年来许多欧洲国家广泛接受患者自控 N_2O 作为分娩镇痛的一种方式，直到最近才在美国引起极大兴趣。2007 年，美国基本没有医疗中心使用 N_2O 分娩镇痛，以后短短几年内已经增长到大约 150 家医院的分娩单位和 50 个分娩中心提供 N_2O 分娩镇痛[2]。相比之下，10 年前调查分娩中心时发现，芬兰、挪威、澳大利亚新南威尔士、加拿大和新西兰大约 1/2 的产妇以及英国和瑞典 2/3 的产妇估计使用过 N_2O 分娩镇痛[1]。常规进行椎管内阻滞分娩镇痛的机构，N_2O 的可用性一直存在争议[3,4]。尽管有关 N_2O 分娩镇痛有效性方面的证据相当匮乏，但其悠久的使用历史和受欢迎程度令人信服；这种镇痛模式的优点很多，几乎没有缺点（框 9－1）。人们对循证医学证据以及不良事件、环境职业暴露风险、障碍和成本进行了审查，结论是 N_2O 可应用于产妇分娩镇痛。

框 9－1　一氧化二氮镇痛的优缺点

N_2O 的优点

- 简便
  - 技术和设备简单
  - 无创
  - 自控给药方式，产妇易于掌握
- 保留神经系统功能
  - 感觉：能体验到孩子出生时的身体感觉
  - 运动：保留力量和运动能力
  - 自主神经系统：对血流动力学几乎没有影响；没有呼吸功能抑制
- 药代动力学：低溶解度，快速起效、快速失效
- 孕产妇控制：根据孕产妇的偏好，能滴定镇痛以及使期望效应和不良效应之间达到平衡
- 分散孕产妇注意力：通过专注于呼吸来分散对分娩疼痛的注意力
- 有以下原因时，可以很容易终止给药并支持转为椎管内镇痛
  - 随着分娩进程和（或）疼痛加剧，N_2O 镇痛无效
  - 在长时间分娩中，产妇疲惫或力竭
  - 不良效应（幽闭恐惧感，每一次宫缩时都需体力和精力把面罩固定在面部）
  - 不良反应（烦躁、镇静、恶心）
- 允许进行低风险试验，并可选择转换为椎管内镇痛方式
- 功能多样化
  - 作为椎管内镇痛不足或不完全的补充
  - 紧急临产，来不及做椎管内镇痛时的快速选择

- 修复会阴撕裂伤/产伤时，作为局部浸润麻醉和(或)阴部神经阻滞的补充
- 通常对轻微疼痛有效：相对较弱的镇痛效应可能足以应对
  - 产程早期，分娩疼痛较弱
  - 掌握有效应对技巧的产妇
- 补充说明：适用于希望椎管内镇痛但有禁忌证的女性

N_2O 的缺点

- 镇痛不完全：分娩疼痛的效果明显不如椎管内阻滞
- 不良反应
  - 恶心
  - 头晕/烦躁/镇静
  - 幽闭恐惧感
- 需要孕产妇主动参与

历史进程

手术中使用 N_2O 麻醉已有优秀的综述发表，表 9-1 列出了简短的历史年鉴[5,6]。N_2O 的发现要归功于乔瑟夫·普莱斯利，他在 1772 年演示 N_2O 的用途[5]。1800 年，汉弗莱·戴维报道 N_2O 可以缓解牙痛，并且在自控给药期间能给人带来愉悦的感觉[5]。牙医霍瑞斯·威尔士首先提议使用 N_2O 作为麻醉剂，并在拔牙时让患者自控给药；然而，他于 1845 年在波士顿进行的公开演示手术却失败了[5]。一年以后的 1846 年，威廉·莫顿在麻省总医院成功演示乙醚麻醉，这是麻醉作为一种医学实践的开端[7]。

表 9-1 一氧化二氮和其他吸入麻醉剂的发展史

日期(年)	事件
1772	乔瑟夫·普莱斯利合成 N_2O
1800	汉弗莱·戴维描述 N_2O 可缓解疼痛
1845	霍瑞斯·威尔士演示 N_2O 在外科手术中的应用
1847	詹姆斯·辛普森将乙醚用于阴道分娩镇痛
1853	约翰·斯诺在维多利亚女王分娩时使用氯仿分娩镇痛
1881	斯坦尼斯拉夫·克里科维奇发表了第一篇 N_2O 用于分娩镇痛的论文
1934	发明用于 N_2O 自控给药的米尼特仪器
1961	坦斯妥发明 N_2O 和氧气在同一个气瓶中的 Entonox 设备
2013	Nitronox 设备在美国广泛使用
2015	在美国，超过 20 家医院和 30 家分娩中心提供 N_2O 分娩镇痛

其他吸入麻醉剂在产科的使用比 N_2O 要早。在波士顿成功地使用乙醚作为外科手术麻醉剂后一年，詹姆斯・辛普森在 1847 年成功地将其用于阴道分娩[6]；直到 1853 年和 1857 年约翰・斯诺在维多利亚女王的两个孩子出生时使用了氯仿，人们才广泛接受吸入麻醉剂用于分娩镇痛[6]。N_2O 在产科的第一次使用应归功于斯坦尼斯拉夫・克里科维奇，他发明了一种机器，可以按 80/20 的比例输送 N_2O 和氧气的混合气体[8]。虽然他在 1881 年就撰写了关于该设备用于分娩镇痛的安全性和有效性报告，但由于成本、对设备的不熟悉和设备获取等一系列障碍，影响了它在分娩镇痛中的广泛使用。

在 20 世纪初期，开发出 N_2O 输送的装置。1933 年推出的米尼特(Minnitti)仪器(英国伦敦 A・查尔斯・金有限公司)提供与空气混合的 50%N_2O。1936 年，英国皇家妇产科医师学院证实，助产士在处理产科患者时可以安全地使用 Minnitti 仪器[9]。1961 年，坦斯妥描述了 Entonox(英国曼彻斯特 BOC 医疗保健公司)，一种在单个气瓶中可提供 1∶1 N_2O 和氧气混合气体的装置，该装置 1965 年被引进英国[10]。这种配比被认为比用空气混合 N_2O 更安全，该装置目前正被广泛使用。虽然美国在 20 世纪 70 年代已开始使用 N_2O，但是在接下来的 10 年里 N_2O 的使用比例有所下降，可能是由于同一时期椎管内分娩镇痛的日益普及，从而使得 N_2O 黯然失色[11]。

尽管 21 世纪美国在手术麻醉中使用 N_2O 的比例有所下降，但是过去 5 年里人们对于分娩时使用 N_2O 镇痛重新产生了兴趣[12]。2013 年，生产出一种 N_2O 设备(波特 Nitronox，美国宾夕法尼亚州哈特菲尔德，派克汉尼汾公司波特设备厂生产)，克服了美国 N_2O 用于分娩镇痛的障碍[13]。这种小型、易于使用的自给式设备已经进入医院、医疗机构和分娩中心，作为分娩产妇自然镇痛或椎管内镇痛的替代品。Nitronox 设备比 Entonox 系统的优越之处在于：使用现成的 N_2O 和氧气 E 气瓶(而不是特制的 N_2O-氧气瓶)，以及具有清除废气的能力。

N_2O 的药代动力学和药效学

N_2O 是一种无味无臭的气体麻醉剂。它具有微弱的麻醉作用，在 1 个标准大气压下肺泡最低浓度超过 100%，也就是说给予 50%浓度的 N_2O 是安全的。N_2O 的血液/气体溶解度非常低，沃德等人发现分娩患者给药后 60 秒出现脑组织药物浓度高峰。然而其作用机制还不完全清楚[14]。梅兹和福吉纳伽提出假说，认为 N_2O 诱导中脑导水管周围灰质区域释放内源性阿片肽。这些肽类物质刺激下行性去甲肾上腺素能神经元通路，该通路通过脊髓背角的 α_2 受体调节疼痛处理[15]。格拉斯等发现 N_2O 和其他挥发性麻醉剂一样，对 γ-氨基丁酸受体的作用很弱，但是指出 N-甲基-D-天冬氨酸(NMDA)受体抑制是 N_2O 发挥麻醉作用的最可能的机制[16]。瑞奇等证明，N_2O 的 NMDA 拮抗剂特性可以防止疼痛敏感性增加并降低术后疼痛[17]。内源性阿片类物质释放和 NMDA 受体抑制可能是 N_2O 发挥镇痛作用的机制。

N_2O：不稳定的镇痛效果

虽然 60 年前就用于分娩镇痛，随后在整个欧洲常规应用及在美国的日益应用普及，但是关于 N_2O 有效性的证据却相当匮乏。2002 年的一篇 Meta 分析按照严格的入选标准（随机化、对照、产妇在干预时或干预之后不久进行有效性评估），确认了 11 项符合条件的临床试验用于分析。分析了从 1961 年到 1995 年（其中 1985 年之前的有 7 项研究）340 名产妇的数据[18]。要得出关于 N_2O 分娩镇痛有效性的结论很困难，因为 N_2O 浓度不固定（30%～70%），而且给药方式、评估的方法和时间点以及参照模式（很多模式现在已经过时，如反复多次肌肉注射哌替啶、吸入甲氧氟烷、吸入安氟醚、经皮电神经刺激等）也不相同。12 年之后的另一篇 Meta 分析补充的证据也不多[19]。这篇分析纳入 12 项随机对照试验，其中 9 项与先前的结果相同，排除了前文当中 2 项低质量研究，而仅仅增加了 1 项新的研究[20-22]。两篇论文都认为 N_2O 分娩镇痛有效性的证据强度不充分，主要原因在于研究设计不充分[18,19]。但是，对一些产妇来说，N_2O 分娩镇痛是一种可用的方法。

尽管椎管内阻滞技术在提供分娩镇痛方面比 N_2O 更有效，但有研究报道 N_2O 产生明显分娩镇痛效果，其中很多产妇声称她们下一次分娩还会选择 N_2O 分娩镇痛[21,23-30]。与椎管内阻滞分娩镇痛不同，N_2O 分娩镇痛效果波动性很大。一项瑞典女性的产后调查，纳入 1 096 名初产妇和 1 386 名经产妇，大多数被调查者（分别为 84%和 72%）认为硬膜外阻滞分娩镇痛非常有效。虽然 N_2O 效果欠佳，仍然有 38%的初产妇和 49%的经产妇描述 N_2O 非常有效[23]。另一项研究中，对 800 余名芬兰产妇进行分娩镇痛效果评估，镇痛方法采用 N_2O、单纯硬膜外阻滞以及多模式（N_2O、哌替啶、水阻断剂）之后改用硬膜外或宫颈旁阻滞[24]。发现硬膜外镇痛在第一产程优于其他所有镇痛方法，一部分使用 N_2O 镇痛的女性随后转为区域阻滞镇痛，许多女性仍然摈弃其他方案而选择整个产程单独使用 N_2O 进行分娩镇痛。分娩以后，94%使用硬膜外镇痛的女性镇痛效果良好。分娩时单用 N_2O 镇痛的女性中有 28%镇痛效果不佳，39%呈现中度疼痛，只有 33%认为镇痛效果良好。豪克罗夫特和摩根对使用 N_2O、哌替啶或两药联用的 663 名阴道分娩产妇进行了研究[25]。发现单用 N_2O 的 130 例产妇中，31%的产妇疼痛无缓解，18%轻微缓解，但 47%的产妇报告镇痛效果满意，4%完全无痛。最近，达摩尔等报道使用 N_2O 分娩镇痛的 66 名产妇，发现选择 N_2O 分娩镇痛的原因包括拒绝接受硬膜外镇痛（59%）、无法置入硬膜外导管（23%）、硬膜外镇痛不充分(8%)或原因不明(11%)[26]。镇痛效果时好时坏。2/3 的女性表示她们肯定会或很可能再次使用 N_2O 作分娩镇痛，1/3 的女性表示绝对不再选择 N_2O 作分娩镇痛。

综上所述，不同的研究结果都报道 N_2O 镇痛效果不确切。N_2O 作为唯一镇痛剂用于分娩镇痛时，其有效性尚未确定。然而，N_2O 对于一些选择使用它的产妇来说是一种有效的镇痛剂。

什么更重要：有效缓解疼痛还是整体满意度？

疼痛缓解是许多产妇对分娩镇痛满意度的主要决定因素，尤其是选择椎管内阻滞分娩镇痛模式的产妇，很显然这不是唯一的因素[24,31-37-40]。计划使用硬膜外阻滞镇痛分娩的 28 名产妇中，疼痛缓解(能及时起效和镇痛效果满意)被认为有助于产妇恢复自我控制能力以及集中注意力参与分娩的过程[34]。值得注意的是，产妇们还指出其他影响分娩体验满意度的重要因素，例如保留镇痛状态下的身体感觉、活动能力和肌力。这项研究提出了产妇分娩镇痛体验的多维性，包括认知、情感和身体感受的考量。一篇涵盖 137 份研究的 Meta 分析提出强烈影响产妇分娩经历满意度评估的因素，包括个人期望、亲属的支持、产妇与亲属的关系质量和决策参与[37]。数值疼痛评分量表只是镇痛流程的开发和镇痛实施方案的一种方式，该量表只量化了分娩痛[38,39]。分娩体验对每个产妇来说都是独一无二的，它包含身体、生理、心理、情感、社会和文化因素之间复杂的相互关系[38,39]。与创伤、手术或其他病理性疼痛不同，分娩时的疼痛伴随着新生命诞生。多样化镇痛模式缓解产妇分娩时疼痛，强调更加全面或全方位的以产妇为中心的评估体系。假如产妇反应良好，则继续给予支持。否则调整干预措施[39]。2005 年，对 1 573 名美国单胎产妇的数据进行了分析，结果显示，对要求进行椎管内分娩镇痛的产妇，及时有效的镇痛效果非常重要[40]。然而，问及关于生育经历中最好和最坏体验的开放性问题时，缓解分娩疼痛只不过是众多因素之一。

总之，能否及时缓解疼痛严重影响了许多产妇(特别是选择椎管内阻滞分娩镇痛的产妇)对分娩镇痛的满意度，但这并非唯一决定因素。这就解释了 N_2O 分娩镇痛方法在欧洲的持续流行，以及在美国越来越受欢迎的原因。许多产妇分娩时可以行椎管内阻滞分娩镇痛达到满意效果，然而选择 N_2O 镇痛的产妇即使没有获得完全缓解疼痛的情况下，仍然有很高的满意度。

N_2O：范德比尔特大学医学中心 5 年应用经验

自 2011 年 6 月以来，范德比尔特大学医学中心的所有分娩女性都可以选择

使用 N_2O 减轻分娩疼痛。入院后不久，麻醉医务人员对每一位待产产妇进行评估，对产妇进行分娩镇痛方案提供宣讲、咨询，告之产妇不同方法的优点、不良反应、风险、活动能力限制和预期的镇痛水平。一般情况，每 5 名分娩产妇中就有 1 名选择在产程的某个时间点使用 N_2O 分娩镇痛（图 9－1）。选择 N_2O 分娩镇痛的产妇 60%使用 N_2O 作为唯一的镇痛剂，有 40%中转为椎管内阻滞分娩镇痛（图 9－1）。相比之下，使用 N_2O 分娩镇痛后中转剖宫产的产妇，试产期间更换分娩镇痛方式的比例更高，达到 63%，可能是因为从自然待产到中转剖宫产历时更长、疼痛更剧烈[41,42]。N_2O 分娩镇痛转换为椎管内阻滞分娩镇痛的原因包括以下几点：

- 镇痛效果不佳：有些产妇更换镇痛方法是因为在接受 N_2O 后几乎没有镇痛效果。另外，一部分人开始 N_2O 镇痛效果满意，随后要么因为产程进展要么因为催产素用量增加，宫缩疼痛的加剧更换为椎管内阻滞分娩镇痛。
- 不良反应：不良反应包括头晕、恶心、镇静以及面罩带来的幽闭恐惧感。

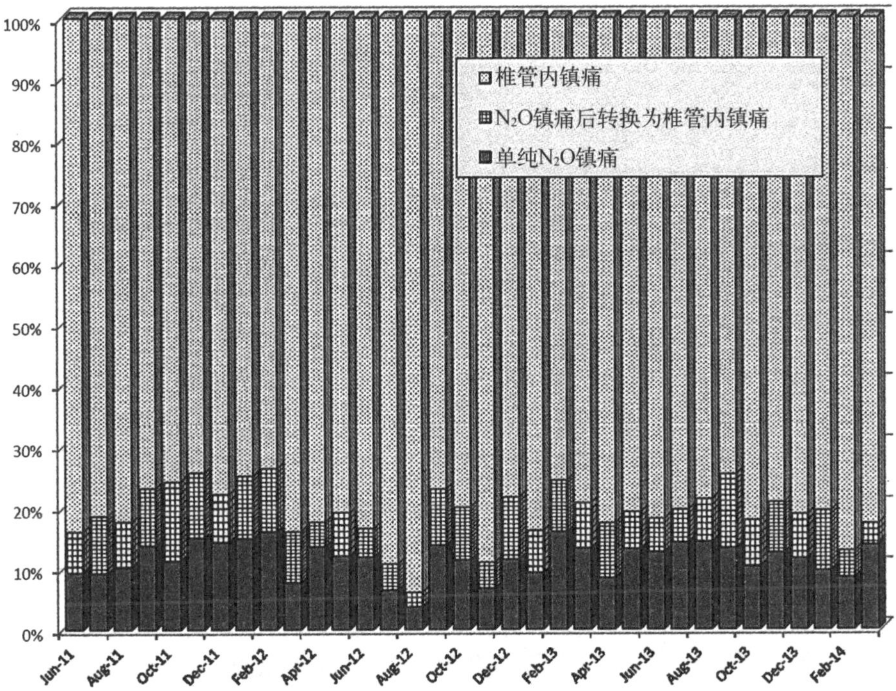

图 9－1　在范德堡大学医学中心进行阴道分娩的女性中分娩镇痛的选择

图像显示，在 34 个月里每月使用椎管内镇痛方式、单用 N_2O 镇痛和用过 N_2O 之后又转为椎管内镇痛的情况

- 疲乏/疲惫：N_2O需要产妇保持清醒，主动把面罩固定在面部。随着分娩疼痛加剧或产程漫长，一些产妇不愿继续配合。在漫长的分娩过程和(或)产妇精疲力竭或睡眠不足时，有些产妇选择椎管内模式来获得完全的镇痛，达到休息好和睡眠好的目的。

调查2011～2014年期间6 242名阴道分娩产妇的镇痛有效性和满意度显示，单用N_2O分娩镇痛的678名产妇镇痛程度不同(效果差的占21%，中等有效27%，效果很好的占52%)，但是这些产妇的满意度和使用椎管内阻滞镇痛的产妇(n = 5 103)或先用N_2O镇痛后更换为椎管内阻滞镇痛的女性(n = 461)的满意度一样[43]。这一观察结果可能是因为对N_2O分娩镇痛或椎管内阻滞分娩镇痛效果的期望值不同造成的[36]。

总之，N_2O分娩镇痛似乎满足了部分产妇的镇痛需求，这部分产妇的分娩计划包括少用药、活动不受限、强烈要求避免使用椎管内技术，以及有高度控制能力的产妇。有些产妇特地到笔者工作的机构来分娩，因为这里提供分娩用N_2O进行镇痛。另外，有椎管内阻滞禁忌证(如凝血功能障碍、脊柱异常或脊柱手术史)时，N_2O分娩镇痛可作为替代方案。

N_2O分娩镇痛和其他非椎管内阻滞镇痛

遗憾的是没有找到哪种分娩镇痛方式最佳的证据。其他干预措施包括产妇分娩准备、放松技术、水浸/漩涡疗法、针灸/穴位按压、经皮神经刺激(TENS)和皮下注水[44-49]。一项研究对比了TENS、N_2O、肌注哌替啶和硬膜外镇痛的分娩镇痛疼痛缓解情况和产妇满意度[31]。多数产妇报告TENS和N_2O可以缓解部分疼痛，半数报道肌注阿片类药物不能缓解分娩时疼痛。

同样，N_2O和应用阿片类药物镇痛相比较的研究也很少。肌注阿片类药物产生分娩镇痛的效果很弱或无效(产程活跃后期)[51]。静脉注射给药比肌注途径效果更好，尤其是使用产妇自控分娩镇痛模式时[52]。患者控制的静脉注射瑞芬太尼具有起效迅速和峰值效应的优势，提示宫缩疼痛时给药最佳[52]。但是使用瑞芬太尼常出现产妇氧饱和度下降、恶心和瘙痒[52-54]。一项研究比较了N_2O分娩镇痛和产妇自控静脉注射瑞芬太尼分娩镇痛的效果，发现瑞芬太尼的镇痛效果更好，镇静作用更强[55]。瑞芬太尼组没有观察到低氧血症的情况，但是需要给产妇吸氧。如果不吸氧，25%的瑞芬太尼组产妇会出现氧饱和度降低[56]。需要一对一的护理加强监测，这是瑞芬太尼分娩镇痛的缺点[53]。

总的来说，缺乏N_2O与非椎管内给药或非药物替代措施相比孰优孰劣的证据。应用阿片类药物是唯一被证明能给产妇产生有效镇痛效果的镇痛方式，但比N_2O缺点更多。

孕产妇和新生儿的不良反应

N_2O通常耐受性良好，没有大的不良反应。框 9-2 列出了报道过的一些N_2O用于分娩时的不良反应和禁忌证。虽然N_2O可能对通气驱动几乎没有直接影响，但它在分娩过程中的使用与宫缩间歇短暂自限性的孕母氧饱和度下降有关[57]。自控给药技术需要用力吸入气体以获得镇痛效果。子宫收缩时的过度通气和由此引起的低碳酸血症，可能是偶尔发生氧饱和度降低的原因[58]。另一种假设，即宫缩间歇呼吸室内空气导致弥散性低氧血症，不太可能成立。[58]值得注意的是，在一些使用分娩镇痛的产妇分娩过程中也观察到氧饱和度降低的现象[59]。

框 9-2　N_2O对孕产妇不良反应：禁忌证

孕产妇不良反应

- 恶心、呕吐
- 头晕
- 困倦
- 呼吸抑制
- 意识丧失

禁忌证

- 绝对禁忌证
  - 近期气胸
  - 近期视网膜手术
  - 近期中耳炎或鼻窦感染
  - 已知维生素 B_{12}缺乏
- 相对禁忌证
  - 恶性贫血
  - 克罗恩病导致的广泛肠切除
  - 不吃豆类的绝对素食主义者
  - 甲硫氨酸合成酶缺乏或减少

有一小部分产妇在使用N_2O时会感到恶心。利克斯等人对多个研究进行的荟萃分析显示，文献报道的恶心发生率波动在 0 到 45%之间。当产妇临产后已经出现恶心，应该告之使用N_2O有增加恶心发生率的可能性。利克斯等人报告了头晕的发生率从 3%～23%不等[19]。如果已经事先告知产妇，发生头晕后依从性良好，但有时也需要停药。另一项对 1 000 名分娩产妇的研究报道，4%的产妇有困倦，18%的产妇有意识模糊，5%表现出面罩恐惧[60]。意识丧失的发生相当罕见；亚瑟和罗森、威斯特林等人的 2 项研究中发现意识丧失的发生率为

0。N_2O 镇痛(和硬膜外镇痛)基础上加阿片类药物,可能会增加孕产妇呼吸抑制和间歇性低氧血症的发生率[59]。建议在吸入 N_2O 之前 2 小时停用阿片类药物,如布托啡诺。总之,由于缺乏足够证据,单纯 N_2O 导致的各种孕产妇不良反应的发生率很难确定。

N_2O 对新生儿的严重不良反应尚未见报道。英国的一项针对产科结局的研究中,委员会注意到没有因使用 N_2O 而引起严重新生儿不良反应[63]。利克斯等人荟萃分析了 29 项研究,这些研究报告了胎儿或新生儿的不良结局,特别是脐带血血气分析和 Apgar 评分,发现孕妇使用 N_2O 与使用其他分娩镇痛方法或没有实施分娩镇痛相比无显著差异[19]。列昂等人发现,N_2O + 哌替啶组和硬膜外镇痛组的胎儿结局在娩出后 1 分钟和 5 分钟没有差别,同时所有新生儿的 5 分钟 Apagar 评分都不低于 7 分[32]。斯提芬妮等人在新生儿出生后 15 分钟、2 小时和 24 小时进行神经行为学评估,发现在第二产程接受 30%～50% N_2O 的母亲和没有吸入药物的母亲产下的新生儿没有显著差别[64]。尽管现有证据没发现 N_2O 对胎儿有不良影响,但这些证据的强度尚远不足以下定论;因为 N_2O对发育中的大脑的影响还有许多未知之处[65]。研究显示啮齿类动物暴露在大剂量麻醉剂下时会发生神经细胞凋亡,关于 N_2O(和其他麻醉剂)对发育中大脑的神经毒性作用的担忧日益加剧[66]。大多数研究涉及的药物暴露浓度和持续时间都远远大于全身麻醉时常规用药浓度和时间[67]。

禁忌证

分娩患者应用 N_2O 分娩镇痛的禁忌证很少(参见框 9-2)。众所周知,N_2O 具有扩大封闭气体空间的潜力;对于近期有气胸、气颅、静脉空气栓塞、肠梗阻、视网膜手术、中耳手术或鼻窦感染的产妇建议谨慎使用[68]。已知 N_2O 对肺血管阻力的影响,N_2O 也应当避免用于肺动脉高压和某些类型的先天性心脏病的患者。对于甲硫氨酸合成酶活性降低的情况下使用 N_2O 的风险一直存在争议[13]。虽然在分娩产妇中没有报道过不良反应,维生素 B_{12} 缺乏症(亚甲基四氢叶酸还原酶;巨幼红细胞性贫血)的女性仍需慎用,这是因为有几篇严重维生素 B_{12} 缺乏的患者在全身麻醉期间长时间暴露于高浓度 N_2O 而致亚急性联合变性的报道。[69]

医护人员职业暴露、环境、设备和用药问题

尽管吸入 N_2O 是椎管内阻滞分娩镇痛的一种替代方法,并且与其他非椎管内替代方法相比具有一些优势,但在使用 N_2O 分娩镇痛之前须考虑几个实际问题(框 9-3)。

框 9－3 医护人员职业暴露、环境暴露、设备和用药问题

医护人员暴露

- 政府制定的暴露限值按时间加权平均，并因国家而异
- 长期与使用 N_2O 的产妇密切接触的工作人员可能会超过暴露限值
- 患者正确使用仪器、有效的清除系统和室内通风，可以将暴露降至可接受水平

暴露与健康安全

- 除了长期暴露于高浓度 N_2O 女性的生育能力略有下降之外，N_2O 暴露似乎并没有增加医护人员健康风险

环境效应

- N_2O 的温室气体效应强度是二氧化碳的 300 倍，但是医疗用 N_2O 对大气变暖的总体影响微乎其微

用药程序和临床应用

- 监管 N_2O 给药的政策必须遵循机构麻醉部门规定的机构镇静镇痛政策
- 有效的使用需要有效的产科和患者指导
- 安全用药可以由非麻醉人员监测
- 用药成本与椎管内技术相当；如果由非麻醉人员执行用药，人员成本可能更低

医护人员职业暴露

美国国家职业安全与卫生研究所（NIOSH）规定吸入麻醉给药期间暴露极限为 25 ppm[70]。该规定 1977 年制定，直到 1994 年重新审定，其目的不是预防从业人员的长期健康影响，而是预防职业暴露对医护人员的视力、听觉和心理方面的影响。NIOSH 推荐 25 ppm 的限制，是因为注意到受试对象暴露于 50 ppm N_2O 环境时视觉和听觉功能降低[71]。能够给产科、麻醉科医护人员带来健康风险的 N_2O 暴露浓度还不清楚。对 2002 年以前发表的 16 项研究进行的一个荟萃分析，认为现有的证据无法用于制定职业暴露的健康标准[18]。不同国家制定的职业暴露极限不同：法国、美国 25 ppm；意大利、比利时 50 ppm；瑞典、英国 100 ppm；德国 200 ppm（持续监测 15 分钟，每天 4 次）[72]。

如果没能及时有效清除，N_2O 浓度通常超过 25 ppm。这样的暴露浓度更可能发生在房间通风不良的产房内[73-76]。米尔斯等人测量了在通风不良而且 N_2O 没有被清除的产房里，助产士使用 N_2O 过程中的环境 N_2O 浓度[73]。242 个采样区间的 N_2O 暴露中位数为 23 ppm，浓度范围从 0 到 1 638 ppm。23%的样本平均浓度超过 100 ppm/班次，其中 7 个样本（3%）测量值超过 500 ppm。助产士在

工作中使用 Entonox 的 111 个班次 N_2O 平均浓度为 12 ppm。

例行清除废气和分娩室内良好通风可以极大减少工作人员职业暴露。穆雷等人报道，N_2O 使用期间开启一个简易废气清除系统，就能够将 N_2O 暴露减少 2.5 倍[74]。彻瑟等人比较了传统清除方法和一种新型面罩清除系统（类似于现在美国常用的装置），新装置使暴露浓度从 69 ppm 降至 40 ppm[75]。有效的 N_2O 清除与房间通风相结合可以极大降低环境 N_2O 浓度。应用与目前美国正在使用的 Nitronox 设备类似的清除系统，可以降低通风的产房内 8 小时 TWA 水平至 7.5～21 ppm[76]。短暂的暴露高峰很少。在总计 88 小时的采样时间段里，15 名助产士中的 11 名检测了 8 次，每次持续 15 分钟，N_2O 浓度范围在 50～110 ppm。范德比尔特大学医学中心的产房空气监测显示，检测到的 N_2O 浓度低于 25 ppm，而且产科护士佩戴的胸牌式计量测定器的检测值也没有超过 NIOSH 的 TWA 极限值。

总之，在通风良好的产房内使用包括 N_2O 需求阀和有效清除系统，可以将医护人员的职业暴露控制在政府标准的水平。

N_2O 职业暴露与健康安全风险

20 世纪 60、70 年代进行了 N_2O 暴露与医护人员生殖危害联系起来的调查研究。研究对象包括手术室工作人员和牙科助理，并且他们所暴露的 N_2O 和其他麻醉气体的浓度远远超过当前任何医疗卫生环境的气体浓度。尽管有如此高的暴露水平，但是这些研究所报告的风险增加（自然流产相对风险 1.3；先天性异常 1.2）的统计学差异微乎其微，可能混杂变量（例如调查偏倚、报告偏倚或其他不受控制的变量）就可以解释这个偏差[77,78]。一项针对牙医助理的研究报告显示，一小部分暴露于极高浓度 N_2O（在未清除废气的环境中暴露时间≥5 h/周）的女性的生育率显著降低，但现代手术室或产房的 N_2O 浓度并未到达同样的浓度[79]。妊娠早中期因外科手术需要或行宫颈环扎术中吸入 N_2O 的女性，并未观察到新生儿先天性异常发生率增加，这一点令人欣慰[72]。两项研究调查了暴露于 N_2O 的瑞典助产士的生育结局，发现 N_2O 暴露人群的自然流产风险没有增加[80,81]。总体而言，目前的流行病学数据并不支持暴露于亚麻醉浓度 N_2O 的医护人员生育健康风险增加的观点，但是暴露于极高浓度 N_2O 环境的女性生育能力可能会有轻度下降[80]。

环境问题

N_2O 是一种强效温室气体，其吸收大气热量的能力大约是二氧化碳的 300 倍；大部分用于麻醉的 N_2O 最终都排放入大气中[82]。然而，据估计医疗用气对总体大气变暖的影响不足 0.05%，并且只占大气中总 N_2O 量的 1.0% 以下[82]。

瑞典制造商已经开发出能回收和分解 N_2O 的设备。伊克和加斯最近报告称，由于这类设备在瑞典的广泛使用，从 2002 年到 2010 年瑞典全国范围内的 N_2O 排放量将近降低了一半。医用 N_2O 对环境的影响很小[83]。

临床应用

N_2O 的用药应当遵守各国政策。在美国，应遵循医疗保险和医疗补助服务中心最近更新的参与条件(42 CFR 482.52)，该条款指导各机构的麻醉部门制定并实施镇静和镇痛的所有政策。目前美国麻醉医师协会的镇静镇痛实施指南将患者自控给药 50% N_2O 作为镇痛或最小镇静剂量，这样就不需要由专业麻醉人员实施用药和监测[84]。在英国，由非麻醉人员给分娩产妇提供自控 N_2O 分娩镇痛已经有悠久的历史。与患者自控静脉阿片药物用于分娩镇痛时进行一对一护理的建议不同，自控 N_2O 不需要一对一护理[53,86]。据报道，培训是有效的手段[87]。

有效的 N_2O 分娩镇痛要求产妇正确使用；最好向产妇提供良好的指导、训练和初始监督/监测以确保正确使用和达到临床疗效。血气分配系数和高吸入浓度(50%)促使 N_2O 快速摄取。这种快速摄取加速了镇痛起效，但也阻止了宫缩期典型间歇给药时肺泡浓度接近吸入浓度。理想情况下，患者应在子宫收缩强度高峰之前 30～45 秒开始间歇用药，连续 4～5 次呼吸[88]。如果宫缩规律，那么可以在宫缩发作之前开始镇痛。表 9-2 列出了推荐的用药技术。

表 9-2 N_2O 镇痛：患者指导

步 骤	措 施
产妇评估	确认潜在禁忌证(参见框 9-2) 充分讨论益处、局限性、不良反应(头晕、恶心) 确认产妇能使用面罩设备自控给药 确保分娩时患者是否掌握自控给药技术
用药准备	给药前检查仪器设备 提供患者指导 面罩扣紧面部，完全贴合以确保能有效给药 给药时机策略：预计宫缩出现时(如果宫缩规律)或一旦感觉到宫缩时(如果宫缩不规律)开始吸入
用药时行孕母监测并提供技术反馈	在吸气(药物摄取)和呼气(保证有效清除)期间，确保面罩和面部完全贴合 用药开始时评估和记录初始生命体征和氧饱和度 评估有效性和满意度；如果无效或不满意，提醒产妇选择其他方案 评估和管理不良反应(镇静、恶心)

设备

欧洲最常使用(如 Entonox)的 N_2O 分娩镇痛装置包括以 2 000 psi(磅/平方英寸)供气的单个气瓶,其中装有 1∶1 混合的 N_2O 和氧气(因为 Poynting 效应两者都是气相)。在美国,最常用的设备是从独立的气源(N_2O 来自附属 E 气瓶,氧气来自墙上供氧装置或 E 气瓶)抽取气体并以 1∶1 的比例输出。实际上,只要气相压力维持在 745 psi,密闭压缩气瓶内 N_2O 能保持液相。一旦液体耗尽,气瓶压力就会急剧下降。如果镇痛效果满意的产妇突然出现疼痛加剧,应考虑 N_2O 气瓶排空。

所有的设备都应当用一次性回路连接面罩和安全阀门(确保只在患者吸气产生负压时才提供 N_2O)。安全阀门限定只在患者主动吸气时才输送 N_2O(图 9-1)。连接到面罩/需求阀组件的清除装置对于清除呼出气体和最大限度降低环境污染至关重要。呼出 N_2O 的近 70%能被该系统捕获[86]。最后,尽管缺乏实例报告,N_2O 和其他麻醉药品一样都存在被医疗保健人员或处方患者以外的人员滥用的可能性。设备不使用时应存放在安全区域,并应适用该机构的药物滥用防治政策。

成本

研究发现,虽然治疗的具体成本尚未公布,但是 N_2O 用药成本并不高[89]。一次性用品的成本与椎管内阻滞相似(范德比尔特大学医学中心成本大约为 20 美元),而且资金成本并不高(每台设备大约 5 000 美元)。设备坚固耐受,使用寿命长[89]。如果 N_2O 由助产士或产房护理人员进行给药管理,那么人工成本可能比椎管内阻滞时的要低,这反映了分娩成本和麻醉受训人员成本之间的差别。N_2O 镇痛的成本效益分析需要进一步研究[90]。

总结

由于个人生活的独特性,每一名产妇都有自己的偏好和需求。这些偏好和需求是动态的,在分娩过程中可发生变化。虽然 N_2O 分娩镇痛的疗效不如椎管内阻滞分娩镇痛有效,但是它始终能满足部分产妇的偏好和需求。将 N_2O 分娩镇痛纳入产科麻醉医师可减轻产妇分娩时疼痛和痛苦以及促进产妇满意度。

(张萍　翻译　邵建林　审校)

参考文献

[1] Rooks JP. Nitrous oxide for pain in labor-why not in the United States? Birth, 2007, 34: 3-5.

[2] Collins M. Top ten misconceptions about the use of nitrous oxide in labor. AWHONN Connections August 14, 2015. Available at: https://awhonnconnections.org/2015/08/14/top-ten-misconceptions-about-the-use-of-nitrous-oxide-in-labor/. Accessed May 15, 2016.

[3] Yentis SM. The use of Entonox® for labour pain should be abandoned. Proposer. Int J Obstet Anesth, 2001, 10: 25-27.

[4] Clyburn P. The use of Entonox® for labour pain should be abandoned. Int J Obstet Anesth, 2001, 10: 27-29.

[5] Frost EA. A history of nitrous oxide. In: Eger El, editor. Nitrous oxide/N20. New York: Elsevier, 1985: 1-22.

[6] Caton D. What a blessing she had chloroform: the medical and social response to the pain of childbirth 1800 — present. New Haven (CO): Yale University Press, 1999.

[7] Cartwright FF. The English pioneers of anaesthesia. Bristol (United Kingdom): John Wright and Sons Ltd, 1952.

[8] Richards W, Parbrook G, Wilson J. Stanislav Klikovitch (1853-1910). Pioneer of nitrous oxide and oxygen analgesia. Anaesthesia, 1976, 31: 933-940.

[9] O'Sullivan EP. Dr. Robert James Minnitt 1889-1974: a pioneer of inhalational analgesia. J R Soc Med, 1989, 82: 221-222.

[10] Tunstall ME. Obstetric analgesia. The use of a fixed nitrous oxide and oxygen mixture from one cylinder. Lancet, 1961, 2: 964.

[11] Hawkins J, Gibbs C, Orleans M, et al. Obstetric anesthesia work force survey, 1981 versus 1992. Anesthesiology, 1997, 87: 135-143.

[12] Brown SM, Sneyd JR. Nitrous oxide in modern anaesthetic practice. BJA Educ, 2016, 16: 87-91.

[13] Starr SA, Baysinger CL. Inhaled nitrous oxide for labor analgesia. Anesthesiol Clin, 2013, 31: 623-634.

[14] Waud BE, Waud DR. Calculated kinetics of distribution of nitrous oxide and methoxyflurane during intermittent administration in obstetrics. Anesthesiology, 1970, 32: 306-316.

[15] Maze M, Fuginaga M. Recent advances in understanding the actions and toxicity of nitrous oxide. Anaesthesia, 2000, 55: 311-314.

[16] Gruss M, Bushell TJ, Bright DP, et al. Two-pore-domain K+ channels are a novel target for the anesthetic gases xenon, nitrous oxide, and cyclopropane. Mol Pharmacol, 2004, 65: 443-452.

[17] Richebé P, Rivat C, Creton C, et al. Nitrous oxide revisited: evidence for potent antihyperalgesic properties. Anesthesiology, 2005, 103: 845-854.

[18] Rosen MA. Nitrous oxide for relief of labor pain. A systematic review. Am J Obstet Gynecol, 2002, 186: S110-126.

[19] Likis FE, Andrews JC, Collins MR, et al. Nitrous oxide for the management of labor pain: a systematic review. Anesth Analg, 2014, 118: 153-167.

[20] Chia YT, Arulkumaran S, Chua S, et al. Effectiveness of transcutaneous electric nerve stimulator for pain relief in labour. Asia Oceania J Obstet Gynaecol, 1990, 16: 145-151.

[21] Abboud TK, Gangolly J, Mosaad P, et al. Isoflurane in obstetrics. Anesth Analg, 1989, 68: 388-391.

[22] Yeo ST, Holdcroft A, Yentis SM, et al. Analgesia with sevoflurane during labour: II. Sevoflurane compared with Entonox for labour analgesia. Br J Anaesth, 2007, 98: 110-115.

[23] Waldenström U, Irestedt L. Obstetric pain relief and its association with remembrance of labor pain at two months and one year after birth. J Psychosom Obstet Gynaecol, 2006, 27: 147-156.
[24] Ranta P, Jouppila P, Spalding M, et al. Parturients' assessment of water blocks, pethidine, nitrous oxide, paracervical and epidural blocks in labour. Int J Obstet Anesth, 1994, 3: 193-198.
[25] Holdcroft A, Morgan M. An assessment of the analgesic effect in labour of pethidine and 50 per cent nitrous oxide in oxygen (Entonox). J Obstet Gynaecol Br Commonw, 1974, 81: 603-607.
[26] Dammer U, Weiss C, Raabe E, et al. Introduction of inhaled nitrous oxide and oxygen for pain management during labour — evaluation of patients' and midwives' satisfaction. Geburtshilfe Frauenheilkd, 2014, 74: 656-660.
[27] Jones PL, Rosen M, Mushin WW, et al. Methoxyflurane and nitrous oxide as obstetric analgesics. I. A comparison by continuous administration. Br Med J, 1969, 3: 255-259.
[28] Jones PL, Rosen M, Mushin WW, et al. Methoxyflurane and nitrous oxide as obstetric analgesics. II. A comparison by self-administered intermittent inhalation. Br Med J, 1969, 3: 259-262.
[29] Abboud TK, Shnider SM, Wright RG, et al. Enflurane analgesia in obstetrics. Anesth Analg, 1981, 60: 133-137.
[30] Abboud TK, Swart F, Zhu J, et al. Desflurane analgesia for vaginal delivery. Acta Anaesthesiol Scand, 1995, 39: 259-261.
[31] Harrison RF, Shore M, Woods T, et al. A comparative study of 1970 transcutaneous electrical nerve stimulation (TENS), entonox, pethidine + promazine and lumbar epidural for pain relief in labor. Acta Obstet Gynecol Scand, 1987, 66: 9-14.
[32] Leong EW, Sivanesaratnam V, Oh LL, et al. Epidural analgesia in primigravidae in spontaneous labour at term: a prospective study. J Obstet Gynaecol Res, 2000, 26: 271-275.
[33] Henry A, Nand SL. Intrapartum pain management at the royal hospital for women. Aust N Z J Obstet Gynaecol, 2004, 44: 307-313.
[34] Angle P, Landy CK, Charles C, et al. Phase 1 development of an index to measure the quality of neuraxial labour analgesia: exploring the perspectives of childbearing women. Can J Anaesth, 2010, 57: 468-478.
[35] Collis RE, Davies DW, Aveling W. Randomised comparison of combined spinal-epidural and standard epidural analgesia in labour. Lancet, 1995, 345: 1413-1416.
[36] Capogna G, Alahuhta S, Celleno D, et al. Maternal expectations and experiences of labour pain and analgesia: a multicentre study of nulliparous women. Int J Obstet Anesth, 1996, 5: 229-235.
[37] Hodnett ED. Pain and women's satisfaction with the experience of childbirth: a systematic review. Am J Obstet Gynecol, 2002, 186: S160-172.
[38] Gulliver BG, Fisher J, Roberts L. A new way to assess pain in laboring women: replacing the rating scale with a "coping" algorithm. Nurs Womens Health, 2008, 12: 404-408.
[39] Roberts L, Gulliver B, Fisher J, et al. The coping with labor algorithm: an alternate pain assessment tool for the laboring woman. J Midwifery Womens Health, 2010, 55: 107-116.
[40] Attanasio L, Kozhimannil KB, Jou J, et al. Women's experiences with neuraxial labor analgesia in the Listening to Mothers II Survey: a content analysis of openended responses. Anesth Analg, 2015, 121: 974-980.
[41] Alexander JM, Sharma SK, McIntire DD, et al. Intensity of labor pain and cesarean delivery. Anesth Analg, 2001, 92: 1524-1528.

[42] Hess PE, Pratt SD, Soni AK, et al. An association between severe labor pain and cesarean delivery. Anesth Analg, 2000, 90: 881-886.

[43] Richardson MG, Lopez BM, Baysinger CL, et al. Nitrous oxide during labor: maternal satisfaction does not depend exclusively on analgesic effectiveness. Anesth Analg, 2016, in press.

[44] Minnich ME. Childbirth preparation and non-pharmacologic analgesia. In: Chestnut DH, Wong CA, Tsen LC, et al, editors. Chestnut's obstetric anesthesia: principles and practice. 5th edition. Philadelphia: Elsevier-Saunders, 2014: 427-437.

[45] Smith CA, Levett KM, Collins CT, et al. Relaxation techniques for pain management in labour. Cochrane Database Syst Rev, 2011, (12): CD009514.

[46] Clett ER, Burns E. Immersion in water in labor and birth. Cochrane Database Syst Rev, 2009, (2): CD0000111.

[47] Smith CA, Collins CT, Crowther CA, et al. Acupuncture or acupressure for pain management in labor. Cochrane Database Syst Rev, 2011, (7): CD009232.

[48] Dowswell T, Bedwell C, Lavencer T, et al. Transcutaneous electrical nerve stimulation (TENS) for pain relief in labor. Cochrane Database Syst Rev, 2009, (2): CD007214.

[49] Derry S, Straube S, More RA, et al. Intracutaneous or subcutaneous sterile water injection compared with blinded control for pain management in labor. Cochrane Database Syst Rev, 2012, (1): CD009107.

[50] Ullman R, Smith LA, Burns E, et al. Parenteral opioids for maternal pain relief in labour. Cochrane Database Syst Rev, 2010, (8): CD007396.

[51] Olofsson C, Ekblom A, Ekman-Ordeberg G, et al. Lack of analgesic effect of systematically administered morphine or pethidine on labour pain. Br J Obstet Gynaecol, 1996, 103: 968-972.

[52] Douma MR, Verwey RA, Kam-Endtz CE, et al. Obstetric analgesia: a comparison of patient controlled meperidine, remifentanil, and fentanyl in labour. Br J Anaesth, 2010, 104: 209-215.

[53] Van de Velde M, Carvalho B. Remifentanil for labor analgesia: an evidence-based narrative review. Int J Obstet Anesth, 2016, 25: 66-74.

[54] Balki M, Kasocdekar S, Dhumne S, et al. Remifentanil patient-controlled analgesia for labour: optimizing drug delivery regimens. Can J Anaesth, 2007, 54: 626-633.

[55] Volmanen P, Akuari E, Raudaskoski T, et al. Comparison of remifentanil and nitrous oxide in labour analgesia. Acta Anaesthesiol Scand, 2005, 49: 453-458.

[56] Blair JM, Hill DA, Fee JPH. Patient controlled analgesia for labour using remifentanil: a feasibility study. Br J Anaesth, 2001, 87: 415-420.

[57] Lucas DN, Siemaszko O, Yentis SM. Maternal hypoxaemia associated with the use of Entonox in labour. Int J Obstet Anesth, 2000, 9: 270-272.

[58] Einarsson S, Stenqvist O, Bengtsson A, et al. Gas kinetics during nitrous oxide analgesia for labour. Anaesthesia, 1996, 51: 449-452.

[59] Griffin RP, Reynolds F. Maternal hypoxaemia during labour and delivery: the influence of analgesia and effect on neonatal outcome. Anaesthesia, 1995, 50: 151-156.

[60] Paech MJ. The King Edward Memorial Hospital 1,000 mother survey of methods of pain relief in labour. Anaesth Intensive Care, 1991, 19: 393-399.

[61] Arthurs GJ, Rosen M. Self-administered intermittent nitrous oxide analgesia for labour. Enhancement of effect with continuous nasal inhalation of 50 per cent nitrous oxide (Entonox). Anaesthesia, 1979, 34: 301-309.

[62] Westling F, Milsom i, Zetterstrom H, et al. Effects of nitrous oxide/oxygen inhalation on

the maternal circulation during vaginal delivery. Acta Anaesthesiol Scand，1992，36：175－181.

[63] Committee on Nitrous Oxide and Oxygen Analgesia in Midwifery. Clinical trials of different concentrations of oxygen and nitrous oxide for obstetric analgesia. Report to the Medical Research Council of the Committee on Nitrous Oxide and Oxygen Analgesia in Midwifery. Br Med J，1970，1：709－713.

[64] Stefani S，Hughes S，Shnider S，et al. Neonatal neurobehavioral effects of inhalation analgesia for vaginal delivery. Anesthesiology，1982，56：351－355.

[65] King TL，Wong CA. Nitrous oxide for labor pain：is it a laughing matter? Anesth Analg，2014，118：12－14.

[66] Jevtovic-Todorovic V，Hartman RE，Izumi Y，et al. Early exposure to common anesthetic agents causes widespread neurodegeneration in the developing rat brain and persistent learning deficits. J Neurosci，2003，23：876－882.

[67] Flood P. Fetal anesthesia and brain development. Anesthesiology，2011，114：479－480.

[68] Munson ES. Transfer of nitrous oxide into body air cavities. Br J Anaesth，1974，46：202－209.

[69] Rösener M，Dichgans J. Severe combined degeneration of the spinal cord after nitrous oxide anaesthesia in a vegetarian. J Neurol Neurosurg Psychiatry，1996，60：354－356.

[70] The National Institute for Occupational Safety and Health (NIOSH). Controlling exposure to nitrous oxide during anesthetic administration. Atlanta (GA)：DHHS (NIOSH) Publication，1994：94－100. Available at：http://www.cdc.gov/niosh/docs/94－100/. Accessed May 9，2016.

[71] Occupational and Health Administration. Nitrous oxide in workplace atmospheres (passive monitor). OSHA Method ID－166，1985，revised May 1994. Available at：https://www.osha.gov/dts/sltc/methods/inorganic/id 166/id 166. html#reference_5.1. Accessed May 16，2016.

[72] European Society of Anaesthesiology. The current place of nitrous oxide in clinical practice：an expert opinion-based task force consensus statement of the European Society of Anaesthesiology. Eur J Anaesthesiol，2015，32：1－4.

[73] Mills GH，Sing D，Longan J，et al. Nitrous oxide exposure on the labour floor. Int J Obstet Anesth，1996，5：16－24.

[74] Munley AJ，Railton R，Gray WM，et al. Exposure of midwives to nitrous oxide in four hospitals. BMJ，1986，293：1063－1064.

[75] Chessor E，Verhoeven M，Hon CY，et al. Evaluation of a modified scavenging system to reduce occupational exposure to nitrous oxide in labor and delivery. J Occup Environ Hyg，2005，2：314－322.

[76] Van Der Kooy J，De Graff JP，Kolder M，et al. A newly developed scavenging system for administration of nitrous oxide during labour：safe occupational use. Acta Anaesthesiol Scand，2012，56：920－925.

[77] Buring JE，Hennekens CH，Mayrent SL，et al. Health experiences of operating room personnel. Anesthesiology，1985，62：325－330.

[78] Mazze Rl，Lecky JH. The health of operating room personnel. Anesthesiology，1985，62：226－228.

[79] Rowland AS，Baird DD，Weinberg CR，et al. Reduced fertility among women employed as dental assistants exposed to high levels of nitrous oxide. N Engl J Med，1992，327：993－997.

[80] Ahlborg G，Axelsson G，Lennart B. Shift work，nitrous oxide exposure and subfertility among Swedish midwives. Int J Epidemiol，1996，25：783－790.

[81] Axelsson G，Ahlborg G，Lennart B. Shift work，nitrous oxide exposure，and spontaneous

abortion among Swedish midwives. Occup Environ Med, 1996, 53: 374-378.

[82] Ratcliff A, Burs C, Gwinnutt CG. The contribution of medical nitrous oxide to the greenhouse effect. Health Trends, 1991, 23: 119-120.

[83] Ek M, Tjus K. Destruction of medical N_2O in Sweden. In: Guoxiang L, editor. Greenhouse gasses-capturing, utilization and reduction. Shanghai (China): InTech, 2012: 185-198.

[84] American Society of Anesthesiologists Task Force on Sedation and Analgesia by Non-Anesthesiologists. Practice guidelines for sedation and analgesia by non-anesthesiologists. Anesthesiology, 2002, 96: 1004-1017.

[85] Munro J. Understanding pharmacological pain relief. In: Royal College of Midwives, editors. Evidence based guidelines for midwifery-led care in labour, 2012. Available at: http://www.rcm.org.uk/college/polciy-practice/evidence-based-guidelines. Accessed May 8, 2016.

[86] Volmanen P, Palomäki AJ. Alternatives to neuraxial analgesia for labor. Curr Opin Anaesthesiol, 2011, 24: 235-241.

[87] Collado V, Nicolas E, Faulks D, et al. Evaluation of safe and effective administration of nitrous oxide after a postgraduate training course. BMC Clin Pharmacol, 2008, 8: 3.

[88] Rooks JP. Safety and risks of nitrous oxide labor analgesia: a review. J Midwifery Womens Health, 2011, 56: 557-565.

[89] Boschert S. Nitrous oxide returns for labor pain management. Rockville (MD): OBG Management, 2016. Available at: http://www.obgmanagement.com/home/article/nitrous-oxide-returns-for-labor-pain-management/bc0fccea26eae13df87629938d1dcc6c.html. Accessed May 11, 2016.

[90] Stewart LS, Collins MR. Nitrous oxide for labor analgesia: clinical implications for nurses. Nurs Womens Health, 2012, 16: 399-409.

10. 产科麻醉中的术中知晓与主动脉-腔静脉阻塞

纳撒尼尔·许[a,*]　罗伯特·R. 盖泽[b]

关键词

• 术中知晓 • 剖宫产 • 全身麻醉 • 主动脉-腔静脉的受压 • 低血压

关键点

- 在全身麻醉期间的术中知晓是罕见的，但会带来灾难性的后果。
- 根据最近的一项统计，全身麻醉下的剖宫产发生术中知晓的风险最高。
- 尽管产妇的最低肺泡有效浓度(MAC)降低，但为了防止产妇出现的术中知晓，应维持麻醉药物的用量不变。
- 在胎儿娩出后监测脑电双频指数(BIS)值不超过60的情况下可适当降低吸入麻醉浓度。
- 当孕妇向左侧倾斜15°时的心排量和心脏每搏量最大，心功能最好。
- 在怀孕的患者中，腹主动脉和下腔静脉受到压迫的程度是不同的，并不是所有的患者都受到同样的影响。
- 对于需要心肺复苏的患者来说，由于患者的倾斜体位不能够实施足够的胸外按压，患者体位需改为仰卧位。

剖宫产全麻期间的术中知晓

引言

全身麻醉的目标包括4个条件：镇痛、遗忘、肌松和无反射。可是当尝试

a 作者罗伯特博士就职于美国宾夕法尼亚州费城云杉街3400号，宾夕法尼亚大学附属医院麻醉与重症医学科，邮编19104

b 美国肯塔基丹莱克星顿市，肯塔基州大学麻醉学系，邮编40506

* 通信作者奈森内尔博士就职于美国宾夕法尼亚州费城云杉街3400号杜勒斯大楼7楼，宾夕法尼亚大学附属医院麻醉与重症医学科

E-mail address：Nathaniel.Hsu@uphs.upenn.edu

着达到这些目标为外科手术创造理想的条件，有时可能会出现无法让患者完全失忆遗忘。全身麻醉下的术中知晓，虽然很少见，但对患者具有灾难性的后果（图 10-1）。

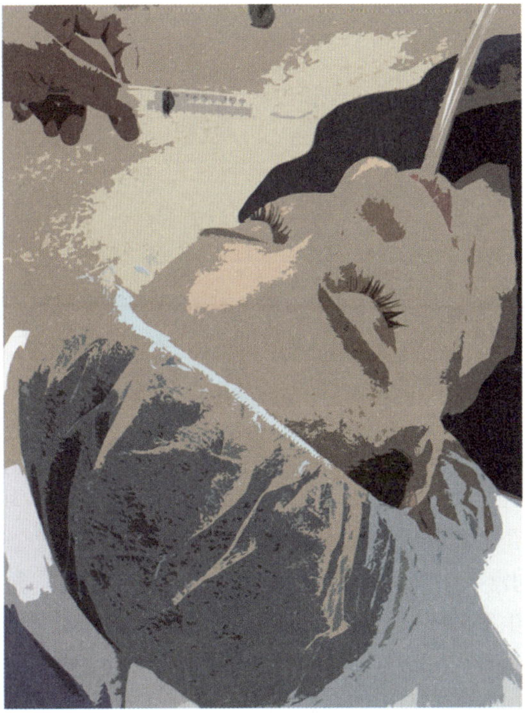

图 10-1　麻痹无力但有意识

这些短暂记忆引起的潜在后果，既可以只导致微乎其微的心理创伤，也可能导致严重的创伤后应激障碍。患者可能会回忆起术中的一些特殊事件和对话，同时感觉到疼痛、无助、无法移动和恐惧[1]。尽管大多数的全身麻醉下术中知晓不会导致明显的长期后遗症，但对某些人来说术中知晓是极其可怕的，随后可导致其一生的焦虑和精神病理学影响（图 10-2）。

全身麻醉下术中知晓可以伴随或不伴随对术中特殊事件的记忆。这一观点在一项研究中得到了清晰的验证，使用丙泊酚麻醉患者，并在前臂放置止血带以不受神经肌肉阻滞的影响[2]。在手术刺激之前控制患者的 BIS 值为 60～70，66%的患者对命令有明确的反应。然而，只有 1/4 的患者在麻醉苏醒后有清楚的回忆。因此，我们有理由认为麻醉状态可能会在某种程度上干扰记忆巩固。问题是我们不能确定何人何时记忆会受到影响。

术中知晓的很多危险因素已经被确认：麻醉过浅、药物滥用史、术中知晓史、机器故障、肥胖、麻醉医师的资历、手术时间过长、困难气道、急诊、肌松药的

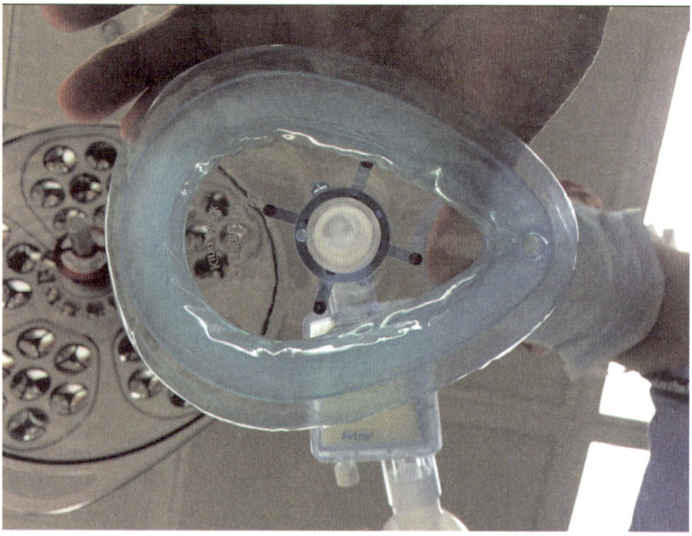

图 10-2 感觉到无助

使用和手术类型(创伤手术、心脏手术、剖宫产手术)[1,3,4]。作为美国最常见的手术之一,2014 年超过 120 万女性进行了剖宫产手术[5]。虽然全身麻醉很少应用于产科手术(在剖宫产中所占比率不到 10%),但在产妇中,全身麻醉下产科手术的术中知晓发生率却不成比率的高。根据第五次国家普查项目(NAP5)的数据,全麻下产科手术约占 0.8%,但伴有回忆的术中知晓的比率却大约占了 10%,术中知晓率在所有外科手术中明显过高[4]。产科手术中全麻使用率低和术中知晓发生率高的这种不对等现象可能和千变万化的患者因素和手术因素有关。

产科手术麻醉增加术中知晓危险的患者因素

从以往的经验来看,人们一直认为孕妇由于激素的调节影响,最低肺泡有效浓度(MAC)会下降 25%~40%。最低肺泡有效浓度(MAC)是指在这个吸入麻醉浓度下,有 50%的患者对伤害性刺激无体动反应[6]。可是这个概念是从脊髓节段的麻醉效果得出的,而不是从大脑的麻醉效果得出。Ueyama 和他的同事们研究了吸入麻醉对大脑的麻醉效果后发现进行全身麻醉的怀孕和非怀孕患者之间没有 BIS 值的差异[7]。他们对脑电图的研究同样证明了虽然孕妇的 MAC 值下降,但并不意味着吸入麻醉剂对孕妇大脑的催眠作用增强了。因此产妇所需的预防伴有回忆的术中知晓的麻醉需要量应该和常人无异。

然而运动可能会对母亲的麻醉需要量有影响。在维持同样的 BIS 值的情况下,经常运动的产妇相对于不运动产妇麻醉剂七氟烷的需要量较少[8]。此外,Yoo 和他的同事们证明经常运动的产妇进行全麻下剖宫产时术中 BIS 值相对于不运动产妇较低，术后镇痛的需要量也下降。

孕妇的其他生理改变可能会造成产科手术术中知晓高发，包括怀孕期间的心动过速和明显的心排量增加。心动过速可能掩盖了麻醉过浅的临床症状，反之，增加的心排量会减少静脉麻醉药的作用时间，同时吸入麻醉起效时间会延长[4]。

此外，个别患者特有的特征也是导致术中知晓发生的危险因素。这些危险因素包括：肥胖、困难气道和术中知晓病史。肥胖引起术中知晓可能是因为它影响了药物的分布和清除。此外，孕产妇肥胖的发病率不仅在增加，而且正在加速增加[10]。

在困难气道管理的发展趋势调查中，人们注意到在过去的 20 年里，尽管气管插管技术有所进步，但产妇气管插管失败的发生率(1∶224)没有下降[11]。并不是患者的气道本身让患者容易出现术中知晓，而是从诱导到气管插管完成的持续时间延长造成术中知晓。在这段延长的时间里没有给予额外的麻醉药物可能导致了患者术中知晓，并对气管插管有记忆。

外科手术的因素增加了产科麻醉术中知晓的风险

手术的类型可能决定了产科麻醉术中知晓的风险。孕妇全身麻醉下行剖宫产术的术中知晓发生率(1∶670，0.15%)高于孕妇全身麻醉下接受其他手术的发生率(1∶4 500，0.02%)[4]。

如 NAP5 调查数据所指出的，剖宫产全麻包含很多可能导致术中知晓的危险因素。这些危险因素包括：快速顺序诱导麻醉；从麻醉诱导到手术开始间隔时间太短，致使没有足够的时间让吸入麻醉剂加强静脉麻醉药的效果；正常工作时间外的急诊紧急手术比例过高，间接导致了进行手术的医务人员大都经验不足[4]。大多数全身麻醉下剖宫产手术都是非择期急诊手术，因此麻醉诱导时患者的焦虑水平非常高[4]。此外，由于担心胎儿会过多接触麻醉药物，一些手术室会在麻醉诱导前提前进行腹部消毒铺单，以便于在患者气管插管时就开始切皮。当很多产妇还在对指令有反应时，医师便已经开始了置入喉镜、气管插管和切皮[12]。NAP5 调查发现所有产科病例的术中知晓都发生在麻醉诱导或其后不久。对此，我们不应该感到惊讶[4]。

产科麻醉的脑电图监测

BIS 监测虽然很早便被用于麻醉深度的监测，但是这类经过处理的脑电图监测并没有在孕妇中得到充分验证[13]。此外，BIS 监测在紧急情况下如快速顺序诱导时的可靠性备受质疑，因为从清醒到麻醉或从麻醉到清醒，BIS 监测有 25 秒的时间延迟[14]。

在一项比较BIS监测和分离前臂技术(IFT)的研究中,Zand和他的同事们注意到有49%的产妇对以下事件产生有意识的IFT反应[12]。这些事件是:置入喉镜、气管插管或切皮。他们发现BIS监测是不可靠的,它对意识状态的预测能力差。为了尽量在手术早期就达到意识消失的状态,Zand等人建议在手术早期维持BIS值<27,以避免置入喉镜、气管插管和切皮引起有意识的IFT反应。

BIS监测可能会有助于处理子宫松弛引起的产后出血。在一些特殊的病例中,在胎儿取出后,我们可以用BIS监测把母亲的BIS值控制在60以下的前提下,尽量减少麻醉的吸入浓度。我们也可以选择把麻醉方式转换为全凭静脉麻醉(TIVA)来尽量减少麻醉对子宫收缩的影响。在TIVA中使用BIS监测是一个独特的领域,已经证明这种对麻醉深度的监测在全凭静脉麻醉中更为有用[15,16]。然而,BIS监测对全凭静脉麻醉下的产后出血是否有益尚需验证。

诱导期

产科剖宫产的全麻诱导和其他手术诱导有一些变化,这些变化可能造成了剖宫产术中知晓高发。这些差异包括:在切皮前有限的时间内用吸入麻醉补充静脉麻醉剂量的不足;在术前用药和诱导用药中去除阿片类药物;经常使用不合时宜的低剂量诱导药物;以及广泛应用神经肌肉阻滞药物[4]。

尽管美国不使用硫喷妥纳,有趣的是在英国有93%受调查的医师表示他们仍在诱导的时候使用硫喷妥纳,其中有58%的人表示支持把硫喷妥纳换成丙泊酚[17]。在NAP5调查中有50%的产科术中知晓病例是使用了低剂量的硫喷妥纳(小于4 mg/kg)诱导,由于观察到硫喷妥纳诱导剂量5～7 mg/kg比3～4 mg/kg术中知晓发生率明显降低,调查者建议健康产妇硫喷妥纳诱导剂量应为5 mg/kg[4,18]。Celleno和同事们研究了2.4 mg/kg丙泊酚或5 mg/kg硫喷妥纳诱导,发现丙泊酚组更容易出现快速低压脑电波(50%对10%),提示用丙泊酚管理麻醉可能麻醉过浅[19]。然而关于其他非产科患者的研究显示,相比于硫喷妥纳(4或5 mg/kg)诱导,使用丙泊酚(2 mg/kg)诱导插管时BIS值更低[20,21]。另外一组关于呼吸暂停后自主呼吸恢复的研究显示当给志愿者使用(5 mg/kg)的硫喷妥纳和(1 mg/kg)的琥珀胆碱联合诱导时,在药效逐渐消散的过程中,58%的志愿者在身体还处于麻痹状态下时已经恢复了意识[22]。尽管其中一些研究没有在产妇中进行,人们仍然越来越关注对诱导药物和最佳剂量的选择。

考虑到对新生儿的不良影响,在胎儿娩出前有意不使用阿片类药物和镇静剂。然而,在分娩前使用低剂量的抗焦虑药物或镇静剂并没有显示出对新生儿的不良影响。Senel和Mergan证实了静脉使用咪达唑仑(0.025 mg/kg)对母亲和新生儿都是安全的[23]。Frolich和他的同事们也发现给产妇静脉使用芬太尼(1 μg/kg)和咪达唑仑(0.02 mg/kg)没有发生相关不良反应[24]。

维持期

考虑到对新生儿和宫缩的抑制，传统的麻醉都是使用低浓度（0.5 MAC）卤族挥发性麻醉剂复合50%的笑气吸入。然而许多研究已经证明这种麻醉方法有潜在的麻醉过浅的可能，BIS监测证实这种麻醉方法不能一直保持BIS值低于60[25,26]。另一个研究发现要使50%的分娩患者在切皮和胎儿娩出时的BIS值低于60，七氟烷的呼气末浓度必须达到1.22%[27]。

当然，对于使用高浓度卤族挥发性麻醉剂的担忧也是必要的，因为这种麻醉剂已经被证实呈浓度依赖性的抑制子宫收缩[28]。一个体外研究显示挥发性麻醉剂浓度在1.4 MAC至2.3 MAC之间时子宫收缩的频率和幅度大约被抑制50%。可是，当加大吸入麻醉剂的浓度时，对母体和新生儿的有害影响并未被观察到[25,27,29-31]。因此，卤族挥发性麻醉剂的呼气末目标浓度应该被控制在0.8 MAC以减少术中知晓的风险[30]。应该鼓励麻醉开始时使用高流量新鲜气流以加大吸入麻醉剂浓度，从而导致肺泡吸入麻醉的浓度快速增加。

回顾过去和展望未来

在产科病例中，以前20世纪70年代术中知晓发生率大约是4%，那时使用硫喷妥纳诱导和笑气维持麻醉。但是当使用卤族挥发性麻醉剂复合笑气后术中知晓发生率呈明显下降趋势[32,33]。一项前瞻性的试验显示术中知晓的发生率为0.26%[34]。然而NAP5调查的全麻下剖宫产的术中知晓率只有0.15%，可能是因为他们没有使用布瑞斯方案对患者进行随访让患者回忆是否有术中知晓，而是依赖于患者自发报告发生术中知晓[4]。我们下一步还需要做一些工作来验证高危人群的术中知晓发生率。

此外，在过去这段时间麻醉诱导剂量一直在增加，导致术中知晓率一直在下降。可能更高剂量的诱导药物需要再次评估。虽然需要更多的信息来阐明最佳的诱导剂量方案，确定剂量的难度部分来源于意识监测的挑战。用经过处理的脑电图监测麻醉深度需要进一步确认是否能及时发现产科患者的术中知晓发生。

已经证明，剖宫产在进行椎管内麻醉前，使用小剂量镇静剂和阿片类药物是安全的；可是也应该研究全身麻醉剖宫产患者这样使用的安全性。这些药物的时效和剂量需要进一步检验。

收集静脉麻醉的更多资料是必须的，同样对于吸入麻醉的研究也是必须的。研究范围包括了界定产妇吸入麻醉剂的95%有效剂量（EC95）和确定安全使用吸入麻醉所需最小空气占比以便于最大比例吸入笑气。

最后，尽管大多数全麻都进行得非常顺利，但是偶然发生的一例伴有回忆的术中知晓就可能导致患者心理上终身的痛苦。如果术中知晓意外发生了，必须尽快和患者进行交流并早期提供心理咨询以减轻心理上的后遗症。术中知晓是一个灾难性麻醉并发症，所以仍然需要继续进行前面已讨论过的临床研究，以有效降低高危人群的术中知晓发生率。

腹主动脉和下腔静脉压迫

定义和意义

孕妇仰卧位时会出现仰卧位低血压综合征。通常认为这种情况是妊娠子宫压迫腹主动脉造成流向子宫的血液减少。此外，妊娠子宫也会压迫下腔静脉，减少静脉回流最终导致心排量下降[35]。这种影响从怀孕 20 周开始逐渐增加直至最后分娩。此外，当患者接受全麻或椎管内麻醉时，这种低血压综合征会更严重，因为这两种麻醉都会抑制交感神经系统的血压代偿能力。麦克仑南于 1943 年第一次描述了腹主动脉和下腔静脉压迫的现象。在这项研究中，对怀孕后期妇女进行了血管造影从而证实了腹主动脉和下腔静脉压迫的存在。此外，还测量了股动脉和股静脉的压力，当患者仰卧位时，股静脉压力上升，股动脉压力下降。鉴于这些临床发现，很自然下一步就会研究把患者倾斜至一边或另一边会不会减轻腹主动脉和下腔静脉压迫。

对仰卧位低血压综合征越来越关注之后，许多研究者开始研究其对血流动力学的影响。实际上，一些人提出，如果足月妊娠患者采用仰卧位，可能会引起心血管虚脱，特别是椎管内麻醉后再翻成仰卧位的患者更易发生。据调查，在 2 000 名腰麻下行剖宫产的患者中，有 1%出现了心血管虚脱[35]。鉴于这一问题，Wright 调查了 100 名怀孕后期患者[35]。在这个研究中，只有 41%的患者采用仰卧位后血压下降了 10%左右，同时伴随血压下降的现象是心率增快。更重要的是，Wright 发现这些血压降低的患者，只要调整体位至左倾位血流动力学便恢复正常[35]。并不需要完全的侧卧位，倾斜 20°～30°血流动力学即可恢复正常。虽然这项研究关注的是低血压综合征，但是它首先建议怀孕后期患者体位应放置为横向倾斜 30°，特别是接受了椎管内麻醉的患者。

倾斜患者

最初和随后的关于倾斜体位的研究导致经常倾斜患者或给患者垫楔形物以使子宫左倾的做法。事实上，有一篇述评讨论了左倾体位摆放的次数问题，结论是应该尽可能地多。这篇述评关注的是仰卧位对胎儿的不良影响，例如，胎儿酸中毒和氧供下降。仰卧位低血压综合征的主要原因是腹主动脉受到压迫，因此需要至少倾斜 30°以防止腹主动脉受到压迫。同样地，正是对腹主动脉和下腔静脉的压迫造成了母体的危险低血压和对胎儿的危害。

记录20个健康女性怀孕后期在各种体位下的心脏每搏量、动脉血压和心排量。在站立位，由于没有大血管压迫，心排量和动脉收缩压是最高的。与右倾位比较，左倾位45°时，心排量最高。值得注意的是，右侧卧位的心排量仍比仰卧位高(5.9 L/min和5.5 L/min)；而左侧卧位的心排量又比右侧卧位的高(6.6 L/min和5.9 L/min)。因此，怀孕后期妇女不应该保持在仰卧位，最好是左侧卧位，其次是右侧卧位。

随着这个概念在麻醉学界牢固确立，需要确定最佳的倾斜角度。班伯和德瑞斯研究了32名怀孕后期妇女[39]。用生物阻抗心动描记法测量心排量、心脏每搏量和心率。当孕妇处于左侧倾斜15°时心排量和心脏每搏量最大，而孕妇仰卧位时心排量最低(7.0 L/min和6.5 L/min)。本研究推荐孕妇左倾15°卧位。在手术床上也可以摆这个体位，同时这个体位也不是很妨碍产科医师进行剖宫产手术。左倾超过15°的体位在手术床上就很难摆放了，而且左倾过大也影响手术的进行。

运用胸骨上多普勒超声测量157名还未分娩的怀孕后期妇女的心排量，当她们处于仰卧位、7.5°侧卧、15°侧卧和完全侧卧时分别测量。从仰卧位至左倾15°心排量一直在增加，但从左倾15°到完全左侧卧位心排量没有有意义的稳定增加。虽然从仰卧位调整成左倾15°卧位心排量有增加，但这种增加没有之前研究所描述的那么明显(6.2 L/min和5.9 L/min)。事实上，这种增加差别是明显的，因为研究的孕妇人数巨大。考虑到调查研究报道的都是心排量平均值，很明显不同的孕妇腹主动脉和下腔静脉受压程度是不同的，每一个孕妇受到的影响也不同。也许腹主动脉和下腔静脉压迫只对一小部分患者有重要影响。那么确定这一小部分患者就变得非常重要；然而所有患者都应左倾卧位15°已被明确规定。

腹主动脉和下腔静脉压迫存在吗?

腹主动脉和下腔静脉压迫的概念受到了Higuchi和同事们的质疑[41]。他们采用了不同的研究方法。这些研究者并没有通过测量血流动力学来猜测这种变化是否是由腹主动脉和下腔静脉压迫引起的，而是使用MRI来观察足月孕妇的腹主动脉和下腔静脉。这些孕妇分别摆成仰卧位、倾斜15°、30°和45°侧卧位。没有倾斜手术床，而是通过摆放楔形泡沫模块倾斜体位。正如预期的那样，患者仰卧位时下腔静脉受到了压迫。当患者倾斜15°侧卧位时压迫并没有得到改善，直到摆成倾斜30°侧卧位时压迫才有所改善。防止下腔静脉受压的唯一方法就是把患者摆成倾斜30°侧卧位，而这种体位是没法进行手术的。此外，仰卧位时腹主动脉并没有受压。这项研究结果表明所谓仰卧位时的腹主动脉和下腔静脉压迫只是下腔静脉受压。需要值得注意的是所选取的患者人群平均身高为(160±5)cm,平均体重为(57±8)kg。此人群平均体重低于美国怀孕晚期患者的平均体重。尽管有这样的差别,此项研究还是挑战了之前的观点,特别是麻醉后的患者必须保持左倾 15°侧卧位。

肥胖患者

海固持和他的同事们的研究结论是从瘦的怀孕晚期患者身上得出的[41]。文献表明这可能不适用于肥胖人群。体重对母亲腰麻下出生的新生儿的脐带血 pH 有消极的影响。在一项包含了 5 742 名孕妇的回归性研究中,这些孕妇在腰麻下进行了择期剖宫产手术,体重指数(BMI)与脐带血 pH 呈负相关。体重指数每增加 10 个单位,脐带血的 pH 就下降 0.01,酸性物质增加 0.26 mmol/L。那些体重指数达到或超过 40 kg/m^2 的孕妇平均脐带血 pH 为 7.22。在这些人群中,有 7.7%的病态肥胖患者脐带血 pH 低于 7.10。虽然有些假设认为这种情况是由于从切皮到胎儿取出的时间延长造成的,但它同样也可能是腹主动脉和下腔静脉受压造成的,在肥胖患者中这种受压的影响可能会被放大。检查 142 名病态肥胖孕妇的腰麻效果发现病态肥胖孕妇低血压发生率更高。[43]

心肺复苏

孕妇的心肺复苏指南近年有更新。当开始对孕妇进行心肺复苏时,胸部按压次数应为 100 次/分,按压深度 5 cm(2 in),按压通气比例为 30∶2。有趣的是,患者在进行胸部按压时应该被摆放成仰卧位,因为无法给予倾斜摆放的患者足够深度的胸外按压。仍然建议把子宫向左侧移位,由助手用手来完成移位。

总结

防止腹主动脉和下腔静脉压迫标准方法是倾斜患者至左侧卧位进行麻醉。并不是所有患者在仰卧位时都会发生腹主动脉和下腔静脉受压,倾斜患者至左侧卧位可以减轻下腔静脉受压。肥胖极可能增加腹主动脉和下腔静脉受压的风险。不幸的是,由于身体本身的体质,倾斜侧卧体位不可能达到减轻压迫所需的角度。当对孕妇进行心肺复苏时,应把孕妇摆成仰卧位,同时助手用手保持子宫向左移位。尽管并不是所有孕妇仰卧位时都会出现腹主动脉和下腔静脉压迫,但所有接受麻醉的孕妇都应摆成左侧卧位。通过越来越多的使用经胸超声心动图,就有可能识别出腹主动脉和下腔静脉受压的患者,并通过调整倾斜侧卧体位,使这种压迫的影响减到最小。

(洪英才　翻译　思永玉　审校)

参考文献

[1] Ghoneim MM, Block RI, Haffarnan M, et al. Awareness during anesthesia: risk factors, causes and sequelae: a review of reported cases in the literature. Anesth Analg, 2009, 108: 527-535.

[2] Kerssens C, Klein J, Bonke B. Awareness: monitoring versus remembering what happened. Anesthesiology, 2003, 99: 570.

[3] Bischoff P, Rundshagen I. Awareness under general anesthesia. Dtsch Arztebl, 2011, 108: 1-7.

[4] Pandit JJ, Cook TM. Accidental Awareness during General Anaesthesia in the United Kingdom and Ireland. 5th National Audit Project of the Royal College of Anaesthetists and the Association of Anaesthetists of Great Britain and Ireland. 2014. Available at: http://www.nationalauditprojects.org.uk/NAP5report. Accessed May 31, 2016.

[5] Births — method of delivery. CDC. 2015. Available at: http://www.cdc.gov/nchs/fastats/delivery.htm. Accessed May 27, 2016.

[6] Palahniuk RJ, Shnider SM, Eger EI 2nd. Pregnancy decreases the requirement for inhaled anesthetic agents. Anesthesiology, 1974, 41: 82-83.

[7] Ueyama H, Hagihara S, Takashina M, et al. Pregnancy does not enhance volatile anesthetic sensitivity on the brain: an electroencephalographic analysis. Anesthesiology, 2010, 113: 577-584.

[8] Erden V, Erkalp K, Yangin Z, et al. The effect of labor on sevoflurane requirements during cesarean delivery. Int J Obstet Anesth, 2011, 20: 17-21.

[9] Yoo KY, Jeong CW, Kang MW, et al. Bispectral index values during sevofluranenitrous oxide general anesthesia in women undergoing cesarean delivery: a comparison between women with and without prior labor. Anesth Analg, 2008, 106: 1827-1832.

[10] Helsehurst N, Ells LJ, Simpson H, et al. Trends in maternity obesity incidence, rates, demographic predictors, and health inequalities in 38,821 women over a 15-year period. BJOG, 2007, 114: 187-194.

[11] Quinn AC, Milne D, Columb M, et al. Failed tracheal intubation in obstetric anaesthesia: 2 yr national case-control study in the UK. Br J Anaesth, 2013, 110: 74-80.

[12] Zand F, Fladavi SMR, Chohedri A, et al. Survey on the adequacy of depth of anaesthesia with bispectral index and isolated forearm technique in elective caesarean section under general anaesthesia with sevoflurane. Br J Anaesth, 2014, 112: 871-878.

[13] Sanders RD, Avidan MS. Evidence is lacking for interventions proposed to prevent unintended awareness during general anesthesia for cesarean delivery. Anesth Analg, 2010, 110: 972-973.

[14] Zanner R, Pilge S, Kochs EF, et al. Time delay of electroencephalogram index calculation: analysis of cerebral state, bispectral, and Narcotrend indices using perioperatively recorded electroencephalographic signals. Br J Anaesth, 2009, 103: 394-399.

[15] Zhang C, Xu L, Ma YQ, et al. Bispectral index monitoring prevent awareness during total intravenous anesthesia: a prospective, randomized, double-blinded, multi-center controlled trial. Chin Med J (Engl), 2011, 124: 3664-3669.

[16] Myles PS, Leslie K, McNeil J, et al. Bispectral index monitoring to prevent awareness during anaesthesia: the B-Aware randomised controlled trial. Lancet, 2004, 363: 1757-1763.

[17] Murdoch H, Scrutton M, Laxton CH. Choice of anaesthetic agents for caesarean section: a UK survey of current practice. Int J Obstet Anesth, 2013, 22: 31-35.

[18] Lyons G, Macdonald R. Awareness during caesarean section. Anaesthesia, 1991, 46: 62-64.

[19] Celleno D, Capogna G, Emanuelli M, et al. Which induction drug for cesarean section? A

comparison of thiopental sodium, propofol, and midazolam. J Clin Anesth, 1993, 5: 284-288.

[20] Sie MY, Goh PK, Chan L, et al. Bispectral index during modified rapid sequence induction using thiopentone or propofol and rocuronium. Anaesth Intensive Care, 2004, 32: 28-30.

[21] Beck CE, Pohl B, Janda M, et al. Depth of anaesthesia during intubation: comparison between propofol and thiopentone. Anaesthesist, 2006, 55: 401-406.

[22] Heier T, Feiner JR, Lin J, et al. Hemoglobin desaturation after succinylcholine-induced apnea: a study of the recovery of spontaneous ventilation in healthy volunteers. Anesthesiology, 2001, 94: 754-759.

[23] Senel AC, Mergan F. Premedication with midazolam prior to caesarean section has no neonatal adverse effects. Braz J Anesthesiol, 2014, 64: 16-21.

[24] Frölich MA, Burchfield DJ, Euliano TY, et al. A single dose of fentanyl and midazolam prior to cesarean section have no adverse neonatal effects. Can J Anaesth, 2006, 53: 79-85.

[25] Chin KJ, Yeo SW. Bispectral index values at sevoflurane concentrations of 1% and 1.5% in lower segment cesarean delivery. Anesth Analg, 2004, 98: 1140-1144.

[26] Yeo SN, Lo WK. Bispectral index in assessment of adequacy of general anaesthesia for lower segment caesarean section. Anaesth Intensive Care, 2002, 30: 36-40.

[27] Chin KJ, Yeo SW. A BIS-guided study of sevoflurane requirements for adequate depth of anaesthesia in caesarean section. Anaesthesia, 2004, 59: 1064-1068.

[28] Yoo KY, Lee JC, Yoon MH, et al. The effects of volatile anesthetics on spontaneous contractility of isolated human pregnant uterine muscle: a comparison among sevoflurane, desflurane, isoflurane, and halothane. Anesth Analg, 2006, 103: 443-447.

[29] Ittichaikulthol W, Sriswasdi S, Prachanpanich N, et al. Bispectral index in assessment of 3% and 4.5% desflurane in 50% N_2O for caesarean section. J Med Assoc Thai, 2007, 90: 1546-1550.

[30] Yildiz K, Dogru K, Dalgic H, et al. Inhibitory effects of desflurane and sevoflurane on oxytocin-induced contractions of isolated pregnant human myometrium. Acta Anaesthesiol Scand, 2005, 49: 1355-1359.

[31] Robins K, Lyons G. Intraoperative awareness during general anesthesia for cesarean delivery. Anesth Analg, 2009, 109: 886-890.

[32] Moir DD. Anaesthesia for caesarean section: an evaluation of a method using low concentrations of halothane and 50 percent of oxygen. Br J Anaesth, 1970, 42: 136-142.

[33] Crawford JS. Awareness during operative obstetrics under general anaesthesia. Br J Anaesth, 1971, 43: 179-182.

[34] Paech MJ, Scott KL, Clavisi O, et al, The ANZCA Trials group. A prospective study of awareness and recall associated with general anaesthesia for caesarean section. Int J Obstet Anesth, 2008, 17: 298-303.

[35] Wright L. Postural hypotension in late pregnancy: "The supine hypotensive syndrome". BMJ, 1962, 1: 760-762.

[36] McLennan CE. Antecubital and femoral venous pressure in normal and toxemic pregnancy. Am J Obstet Gynecol, 1943, 45: 568-591.

[37] Kinsella SM, Whitwam JG, Spencer JAD. Reducing aortocaval compression: how much tilt is enough? Do as much as possible in the lateral position. BMJ, 1992, 305: 539-540.

[38] Armstrong S, Fernando R, Columb M, et al. Cardiac index in term pregnant women in the sitting, lateral, and supine positions: an observational, crossover study. Anesth Analg, 2011, 113: 318-322.

[39] Bamber JH, Dresner M. Aortocaval compression in pregnancy: the effect of changing the degree and direction of lateral tilt on maternal cardiac output. Anesth Analg, 2003, 97: 256-258.

[40] Lee SWY, Khaw KS, Kee WDN, et al. Haemodynamic effects from aortocaval compression at different angles of lateral tilt in non-labouring term pregnant women. Br J Anaesth, 2012, 109: 950-956.

[41] Higuchi H, Takagi S, Zhang K, et al. Effect of lateral tilt angle on the volume of the abdominal aorta and inferior vena cava in pregnant and nonpregnant women determined by magnetic resonance imaging. Anesthesiology, 2015, 122: 286-293.

[42] Edwards RK, Cantu J, Cliver S, et al. The association of maternal obesity with fetal pH and base deficit at cesarean delivery. Obstet Gynecol, 2013, 122: 262-267.

[43] Vricella LK, Louis JM, Mercer BM, et al. Anesthesia complications during scheduled cesarean delivery for morbidly obese women. Am J Obstet Gynecol, 2010, 203: 276.e1-5.

[44] Lavonas EJ, Drennan IR, Gabrielli A, et al. Special circumstances of resuscitation: 2015 American Heart Association guidelines update for cardiopulmonary resuscitation and emergency cardiovascular care. Circulation, 2015, 132: S501-518.

11. 硬脊膜刺穿后头痛：一种循证的处置方法

罗伯特·R. 盖泽

关键词

·意外硬脊膜刺穿·硬脊膜刺穿后头痛·硬膜外血补丁·鞘内导管

关键点

- 国际头痛协会将硬脊膜刺穿后头痛（PDPHA）定义为发生于硬脊膜穿刺后5天内且不能用任何其他更好的原因解释的头痛，头痛通常伴有颈部僵硬和主观听觉症状。
- 在小部分人群中，意外硬脊膜刺穿引起的头痛和腰背痛可能会持续超过6周。
- 肥胖或许能降低意外硬脊膜刺穿后头痛的发生率，并且确定不会增加患者在意外硬脊膜刺穿后出现头痛的风险。
- 与剖宫产相比，阴道分娩的女性发生硬脊膜刺穿后头痛的概率更高。
- 关于预防性使用硬膜外血补丁的数据资料仍存在争议的。当意外硬脊膜刺穿后再次行硬膜外穿刺置管存在困难时，预防性使用硬膜外血补丁可能是有帮助的。

引言

头痛是椎管内麻醉后最常见的并发症，尤其多发于产科麻醉中。如表11－1所述，多种原因都可能引起产妇生产后头痛[1]。而大多数非麻醉专科医师通常认为，接受椎管内麻醉的产妇发生的头痛是由麻醉药物引起的。其实，在产后阶段发生的多数头痛的原因是由于紧张，而先兆子痫是第二大原因。但硬脊膜刺穿后头痛却是发生诉讼案件的最主要原因[2]。令人惊讶的是，这种原本可以通过合理管理得到控制的情况往往会导致诉讼。这一事实反映了当这种并发症发

美国肯塔基州莱克星顿市，肯塔基州大学附属医院麻醉学系，邮编40506
邮箱：robert.gaiser@uky.edu

生时令患者感到失望，并且他们认为自己没有得到适当的随访。在这样的背景下，重视调查研究硬脊膜刺穿后头痛（PDPHA）的诊断和管理并不令人惊讶。

表 11-1 产后头痛的原因

紧张
子痫前期
硬脊膜穿刺
疼痛
咖啡因戒断
母乳哺育

硬脊膜刺穿后头痛的病理生理

PDPHA 是由于脑脊液丢失引起的。意外硬脊膜刺穿患者接受 MRI 检查发现，头痛与广泛脑脊液在神经根周围的渗漏和硬膜外腔聚集有关[3]，此外，尽管大多数渗漏确实停留在硬脊膜刺穿的位置，但并非仅仅局限于硬脊膜缺损水平。国际头痛协会将 PDPHA 定义为发生于硬脊膜穿刺后 5 天内且不能用任何其他更好的原因解释的头痛，头痛通常伴有颈部僵硬和主观听觉症状[4]。头痛通常会在使用硬膜外血补丁封闭渗漏处后或者在 2 周内自动缓解。新的诊断标准与之前有所不同，2012 年制定的诊断标准中包含当处于直立体位 15 min 时头痛症状加重，而仰卧位时 15 min 头痛可缓解。典型的头痛常发生在前额部和枕部区域，可与体位有关。头痛通常发生在硬脊膜穿刺后 48 小时内，但仍有 25% 的病例可能会在穿刺 3 天后发生。尽管绝大多数病例发生的是直立体位时加重的体位性头痛，但少数患者会出现非典型性的侧卧位时更为严重的头痛。在合计 27 064 例孕妇的椎管内麻醉病例中，142 例患者发生了意外硬脊膜刺穿，其中 8 名患者表现为这种非典型性头痛[5]。这种头痛的确伴随出现视觉障碍，特别是在采取侧卧位时症状加重，而直立位时得到缓解。此外，硬膜外血补丁能够改善头痛。除了体位原因，所有因素都表明头痛是由硬脊膜穿刺引起的。这项研究的重要性在于提醒临床医师，并非所有源于硬膜外穿刺的头痛都表现出随不同体位变化而改变的典型头痛症状。

PDPHA 的其他伴随症状还包括恶心、呕吐、颈部僵硬、视觉障碍和听力改变。视觉障碍（视力模糊或复视）是由于控制眼部的颅神经（III，IV 和 VI）暂时性麻痹引起的眼外肌功能障碍。这些症状是由颅内容物向下移位引起的神经牵拉造成。在这些神经中，脑神经 VI 是最常受到影响的。颅神经 VI 在颅内固定点附近急性成角，因此受牵拉损伤的风险最大[6]。解剖结构上，颅神经 VI 在颞骨岩部上 90°转折使其容易受到牵拉力的伤害，症状包括视力模糊、复视、对光线敏感和聚焦困难。在体格检查中，当患者直视前方时，可表现出由眼外展功能损伤而造成的眼内收症状。颅神经 VIII 也会受到影响，内耳通过耳蜗导水管连接到蛛网膜下隙，当蛛网膜下隙出现脑脊液丢失，脑脊液将通过耳蜗导水管从内耳的外淋巴管流到蛛网膜下隙。这种内淋巴积水会破坏内耳内的毛细胞从而导致听力改变，典型表现为低频率听力改变而高频率不受影响[7]，这种听觉的改变可能持续很长时间。一项研究对 60 名意外硬脊膜刺穿的女性患者使用硬膜外血补丁处理，2～5 年后听觉功能评估表明，患者在纯音听力测试中仍有轻微的听力损害[8]。但这种听力损害临床意义较小。

发生率

产科麻醉和围产期学会的严重并发症病例库（SCORE）项目给出了硬膜外穿刺后头痛的发病率[9]。参与这项研究的 30 家机构，每家分别报告麻醉例数和并发症的数量，以此来确定产科麻醉并发症的发生率。在 237 437 例包含腰麻和意外硬脊膜刺穿的硬膜外麻醉的全部椎管内麻醉中，硬脊膜刺穿后头痛总数为 1 647 例。基于这个数据，椎管内麻醉中 PDPHA 的发生率约为 1/144。因为这个总数包含腰麻病例，所以还不能确定意外硬脊膜刺穿后头痛发生率。对于评估头痛风险更有意义数据来自那些需要硬膜外血补丁的患者。在 1 647 例头痛患者中，917 例需要硬膜外血补丁（占硬脊膜刺穿后头痛的 55.7%）。而在需要硬膜外血补丁的患者中，98 例需要再一次的血补丁处置（占 10.7%）。这些数据可以得出结论，当患者在硬膜外麻醉后出现头痛，她很可能需要硬膜外血补丁治疗。在接受了硬膜外血补丁后，仍有 10%的患者由于症状反复而需要再次行血补丁治疗。

最初人们认为，意外硬脊膜刺穿伴随的头痛是良性的并最终能够自愈。但已有 2 项研究表明，意外硬脊膜刺穿可能会产生明显的长期影响。Webb 和他的同事[10]调查了 40 名使用 17 号 Tuohy 型穿刺针进行穿刺发生意外硬脊膜刺穿的患者，评估方法包括在分娩后 12 个月和 24 个月进行电话回访以确定症状的持续性。在发生意外硬脊膜刺穿的患者中，有 28%患者报告有慢性头痛（对照组为 5%）。在意外硬脊膜刺穿组中，25 例接受硬膜外血补丁的患者中有 5 例在 1 年后出现头痛，而 15 例未接受硬膜外血补丁治疗的患者中有 6 例出现头痛。因此，使用大口径穿刺针进行硬膜外穿刺发生意外硬脊膜刺穿的后果并不仅仅只有最初期的头痛，尽管硬膜外血补丁能减少发生慢性头痛的机会，但并不能完全预防它发生。这些结论被随后的另一项研究所证实。对使用 17 号 Tuohy 型穿刺针发生意外硬脊膜刺穿的产妇，从刺穿事件发生后开始进行 6 周的跟踪调查[11]，在这组 308 名产妇中，87%有头痛，而 47.2%有腰背痛。研究人员还确定了这些症状在意外硬脊膜刺穿之前是否已经存在，仅有 16.7%的患者有头痛，另有 16.7%的患者有腰背痛症状。6 周时症状发生率的增加表明，意外硬脊膜刺穿的后果的确超出最初的 2 周时间。这两项研究都有助于突出和强调头痛和腰背痛可能在意外硬脊膜刺穿后持续存在。

发生硬脊膜刺穿后头痛的危险因素

影响患者在硬膜外穿刺后出现头痛的因素有很多，有许多研究表明，年轻和女性这两项因素会增加风险。因此符合这些风险标准的产妇是最大的危险人群。近来，关于肥胖是否影响硬膜外穿刺后发生头痛的风险，已有很多争论。一些研究人员认为，肥胖会降低发生头痛的风险。在一项对 99 例意外硬脊膜刺穿患者的研究中发现，体重指数(BMI)大于 30 kg/m^{2}的患者头痛发生率为 25%，而与 BMI 小于 30 kg/m^{2}的患者头痛发生率高达 45%[12]。另一项研究调查了 132 013 名接受椎管内麻醉的产妇，其中有 518 例发生了意外硬脊膜刺穿。研究发现，BMI 小于 31.5 kg/m^{2}的患者，头痛发生率为 56%，而 BMI 大于 31.5 kg/m^2，则头痛发生率为 39%[13]。这些结果进一步强化了 BMI 增加的产妇头痛的发生率较低的概念。两组之间对硬膜外血补丁的需求没有差异，表明较严重头痛的发生率两组之间并没有差异。而第二个假设可能更加正确。在一项对 18 315 例硬膜外麻醉的回顾性分析中，有 125 例患者发生了意外硬脊膜刺穿。[14]在这些患者中，无论 BMI 大于或小于 30 kg/m^2，患者头痛发生率并没有差异。尽管这项研究没有证明肥胖的保护作用，但所有的研究都认为，肥胖不会增加患者意外硬脊膜刺穿后发生头痛的风险。

尽管肥胖的保护作用还不能肯定，但相比阴道分娩，剖宫产具有保护作用。这一事实是在研究产科人群意外硬脊膜刺穿发生率时发现的。使用 Tuohy 型穿刺针发生意外硬脊膜刺穿后，PDPHA 的发生率为 60%，远低于预期。然而，考虑到麻醉医师在产房中对经阴道分娩和剖宫产分娩的两类患者照顾和监护，这种差别也就不难理解了。意外硬脊膜刺穿后发生头痛的风险在这些人群中是不同的。在对 33 名意外硬脊膜刺穿患者的一项研究中，其中 23 例在产程进展到第二产程后经阴道分娩，而另外 10 例患者在第二产程之前通过剖宫产分娩[15]。剖宫产组有 1 名患者发生了 PDPHA，但不需要硬膜外血补丁治疗，而经阴道分娩组有 16 名患者发生头痛，其中有 13 名患者需要硬膜外血补丁。第二产程推进时间的长短与头痛的发生之间存在中度的相关性。另一项对 64 名意外硬脊膜刺穿患者的研究中，其中 51 例经阴道分娩，13 例剖宫产分娩[16]。剖宫产组无头痛症状的患者比例更高(80%和 15%)。最后，另一项研究调查了意外硬脊膜刺穿后椎管内麻醉效果[17]。在这项研究中，235 名女性在硬膜外麻醉失败时发生了意外硬脊膜刺穿，剖宫产使 PDPHA 发病率降低了 35%。这些研究表明，在第二产程中胎儿的下坠娩出可能会增加脑脊液丢失或增大硬脊膜刺穿的破口。不管怎样，接受剖宫产分娩的患者发生意外硬脊膜刺穿要显然比那些经阴道分娩的患者少得多。麻醉医师还未改变对意外硬脊膜刺穿患者的产程管理，但已经意识到如果进行经阴道分娩，这些患者发生头痛的风险会增高。

关于硬膜外穿刺置管操作时，关于选择何种判断阻力消失的技术尚有许多争议。一些麻醉医师喜欢使用空气，而另一些更喜欢生理盐水。一旦发生意外硬脊膜刺穿，似乎使用空气也可能增加患者发生头痛的风险。在一项对 2 975 例患者接受共 3 730 次硬膜外注射的研究中，1 812 例采用空气阻力消失定位，其他采用对生理盐水阻力消失法定位[18]。意外硬脊膜刺穿的发生率没有差异（两组均为 2.2%），然而头痛的发生率却明显不同，分别为 34% 和 10%。但两组的差异仅存在于意外硬脊膜刺穿后的第一个 24 小时，24 小时后则没有差别。产生这种差异的原因也许可以用鞘内空气来解释。这个解释也说明了使用空气的意外硬脊膜刺穿后第一个 24 小时发生头痛的类型，其特点是尖锐的，弥散性的和非定位的头痛。为了防止头痛并减少局部阻滞的发生，应在定位时使用最小的空气量。另一项研究比较了阻力消失时使用空气或生理盐水的情况，麻醉医师根据个人喜好在 929 例产妇硬膜外麻醉中使用空气或生理盐水[19]。研究表明无论选择哪种介质行阻力消失定位，意外硬脊膜刺穿等其他并发症的发生率无差异。这项研究重申，不论空气或是生理盐水都可以安全的使用，但如果使用空气，应尽可能使用最小量。

硬脊膜刺穿后头痛的预防

已经有几项研究探讨了预防硬脊膜刺穿后头痛的方法，但目前，仍没有被普遍接受的手段来预防头痛。近来已经纳入研究的方法包括预防性使用硬膜外血补丁和鞘内导管放置。鉴于硬膜外血补丁的有效性，假定预防性硬膜外血补丁可以预防头痛发生。预防性硬膜外血补丁是在拔出硬膜外导管前通过导管向硬膜外腔注入自体血（通常体积为 20 mL）。一项对 64 名发生意外硬脊膜刺穿的患者进行的随机研究中[16]，随机选择一半的患者接受预防性硬膜外血补丁，而另一半患者未接受。结果发现两组间硬脊膜刺穿后头痛的发生率、头痛的严重程度及随后需要的硬膜外血补丁治疗的概率没有差异。关于预防性硬膜外血补丁的临床作用，目前已经进行了重新研究，但得到了不同的结论。116 名发生意外硬脊膜刺穿的产妇被随机分配到预防性硬膜外血补丁组（60 例）或治疗性硬膜外血补丁（需要时才使用）[20]。预防组中的患者至少在硬膜外最后一次给药 5 小时后，通过硬膜外导管注入 15 mL～20 mL 自体血。预防性硬膜外血补丁组头痛发生率为 18.3%，而传统治疗组为 79.6%。预防组中有 6 名患者需要第二次硬膜外血补丁治疗，而未处理组中有 36 名患者需要硬膜外血补丁治疗。因此，这两项精心设计的研究却得出了不同的结论。值得注意的是，预防性硬膜外血补丁会使所有患者硬膜外血肿的风险增高，包括那些原本不会发生头痛的人。此外，还存在感染风险，虽然这种情况尚未被记录到。鉴于这两项研究的结果以及所关注的问题，对硬膜外置管困难的患者考虑给予预防性硬膜外血补丁是合理的，如果患者可能出现头痛，使用预防性硬膜外血补丁而不是尝试第二次硬膜外穿刺置管可能是有益的。若患者硬膜外置管并不困难，等患者头痛出现后再给予治疗可能比让该患者直接承受预防性硬膜外血补丁的风险更好。

意外硬脊膜刺穿后在硬膜外腔使用吗啡已被证明可以预防头痛的发生[21]。一项随机双盲试验比较了硬膜外腔使用吗啡（3 mg），给药 2 次，间隔 24 小时。结果是两组头痛发生率显著不同，吗啡组为 12%，而对照组为 48%。但吗啡组的不良反应如恶心，呕吐和瘙痒的发生率也较高。监测椎管内应用阿片类药物后呼吸抑制的指南建议，在给药后至少对患者进行 24 小时的监护。因此，在硬膜外腔使用吗啡预防头痛需要患者在分娩后留在医院 48 小时。

鉴于意外硬脊膜刺穿后发生头痛是由于脑脊液从硬脊膜上的破孔流失，因此推测通过破孔放置鞘内导管可能会限制脑脊液的丢失。Ayad 及其同事假定导管会刺激纤维化反应从而使破孔变小，因此推荐将硬膜外导管穿入鞘内并留置 24 小时，结果出乎意料的成功，这种方法使头痛发生率从 91.9%降至 6.2%[22]。该研究显著影响了产科麻醉的临床实践方式，现在许多医师会放置鞘内导管。在一项对北美麻醉医师的调查中，25%的受访者表示他们会在意外硬脊膜刺穿后放置鞘内导管，这一操作在全球其他地方也是一样的，比如英国（28%放置鞘内导管）、土耳其（36%放置鞘内导管）和澳大利亚（35%放置鞘内导管）[23-26]。尽管鞘内导管的放置量在增加，但大部分却未达到预期的结果。Russell 将发生意外硬脊膜穿刺的 115 位女性患者进行随机分配，一组行鞘内导管并在产后至少留置 24 小时，而另一组则在另一穿刺点再次进行硬膜外穿刺置管。鞘内置管并不会减少头痛的发生率及需要进行硬膜外血补丁的概率。另一项研究采用了不同的方法。回顾了 297 949 例患者的麻醉记录，其中有 128 例意外硬脊膜刺穿[28]。在这些患者中，39 名女性在不同的水平节段再次做了硬膜外穿刺置管，另外 89 名行了鞘内置管并至少留置了 24 小时。鞘内置管将头痛发生率降低至 42%，而再次硬膜外穿刺置管头痛的发生率为 62%。这两项研究都存在 PDPHA 诊断标准不足、硬膜外血补丁指征弱的问题。为了真正提高这一领域的知识水平，所有研究者们应该归纳并严格掌握意外硬脊膜刺穿相关头痛的诊断标准及使用硬膜外血补丁的指征。尽管鞘内置管可能无法预防头痛，但确实可以防止患者经受再次意外硬脊膜刺穿。在 Russell 的研究中，重复硬膜外穿刺置管组中有超过

1/3 的女性出现二次意外硬脊膜刺穿等并发症。这种情况表明,难以确定硬膜外间隙的患者发生意外硬脊膜刺穿时,鞘内导管的放置可以使患者更快地得到镇痛,并且避免了患者承受二次意外硬脊膜刺穿的风险。尽管感染风险较高,但在一些患者中放置鞘内导管可能是有益的。鞘内置管并不影响分娩产程。许多研究者认为鞘内导管肯定会正常发挥作用,但这一观点尚未得到有效证实。在鞘内置管与再次硬膜外穿刺置管对比的观察研究中可见,鞘内置管组(14%)的失败率较高,需要再次穿刺置管。

硬脊膜刺穿后头痛的治疗

许多医师推荐使用静脉注射咖啡因治疗硬膜外穿刺后的头痛,因为咖啡因具有收缩脑血管的特性。尽管有一项研究显示静脉注射咖啡因有益,但缺乏后续研究证明支持。因此,咖啡因已被证明不是有效治疗硬膜外穿刺后头痛的方法[29]。最近推荐的另一种治疗方法是蝶腭神经节阻滞。蝶腭神经节是位于翼腭窝中的具有交感和副交感神经成分的颅外神经结构[30,31],可通过经皮或经鼻途径阻滞。急救医学文献建议,鉴于侵袭性较小且易于成功,蝶腭神经节阻滞应作为硬膜外穿刺后头痛的一线治疗方案。甚至可以将浸有利多卡因的棉签放入鼻孔中来进行蝶腭神经节阻滞。在一个有 32 例患者的病例报道中,69%的女性不需要硬膜外血补丁治疗。迄今为止,蝶腭神经节阻滞研究只见于病例报道。

经证实,硬膜外穿刺后头痛唯一有效的疗法是硬膜外血补丁,操作时首先定位硬膜外腔位置,然后向腔内注射 15～20 mL 的自体血。其作用机制被认为是血补丁增加了腰椎管内的压力,压缩了鞘内空间并将脑脊液从椎管内转移到颅内。由于血补丁可防止脑脊液进一步的丢失,该治疗作用得到维持。使用硬膜外血补丁方法治疗硬膜外穿刺后头痛,是 Gormley[32] 提出来的,他注意到,血性腰椎穿刺患者发生头痛的可能性比非出血的患者低。Gormley 随后研究了 7 名硬膜外穿刺后头痛的患者,其中 1 名患者是他本人。所有患者的头痛均可通过向硬膜外腔注射 2～3 mL 血液解决。

至于硬膜外血补丁的用血量,在很多已有的病例报道中为 6～50 mL[33]。在一项随机研究中,120 名意外刺穿硬脊膜并伴有头痛的产妇被随机分配接受硬膜外血补丁治疗组,注入的血补丁的体积为 15 mL,20 mL 或 30 mL[34]。头痛部分缓解的比率分别为 51%、41% 和 41%,完全缓解分别为 10%、32% 和 26%。如果患者在注射过程中出现严重的腰背痛,那最终使用的血液量是受限的。20 mL 组中仅有 81%的产妇接受了整整 20 mL 血液,而 30 毫升组中只有 54%的产妇接受了整整 30 mL 血液。该研究认为,假如患者在注射期间没有出现腰背部或腿部疼痛,20 mL 血液量是用于硬膜外血补丁的最佳体积。过度增加血液体积并没有益处，且腰背部疼痛本身就限制了大容量血液的注入。

硬膜外血补丁能改善脑神经 IV 受损引起的视觉障碍及脑神经 VIII 受损的听力改变。但仍能残留一些临床上并不显著或较少能被患者注意到的残余的听力改变。硬膜外血补丁减少了患者慢性头痛的发生率，但在 SCORE 项目中，由于症状复发，约有 10%的患者需要再次使用血补丁。硬膜外血补丁的并发症之一是腰背部疼痛，发生率约为 80%；另一种常见的并发症是神经根痛，这是由于血块凝结在硬膜腔内引发的炎症反应以及对神经根的压迫造成的[35]。据报道，硬膜外血补丁的其他并发症包括慢性粘连性蛛网膜炎。慢性粘连性蛛网膜炎是一种非常罕见的疾病，症状包括腰背痛、腿痛、神经系统异常和 MRI 改变。需要紧急神经外科处置的脊髓硬膜下血肿也是硬膜外血补丁可能的并发症[36,37]。对硬膜外血补丁是否会干扰到后续硬膜外导管置入，也值得关注。在一项回顾性研究中，29 位 PDPHA 后硬膜外血补丁治疗的患者与 55 位正常硬膜外穿刺置管且未血补丁处置的患者比较，两组随后再次行硬膜外穿刺置管，成功率没有差异[38]。有一位患者在硬膜外血补丁治疗后再次行硬膜外穿刺置管失败，通过椎管造影发现，其硬膜外腔 T12～L2 内有瘢痕形成[39]。

对意外硬脊膜刺穿后头痛的处理方案各不相同，甚至在部分相关文献中，对 PDPHA 的定义及使用硬膜外血补丁的适应证也不一致。对产科麻醉和围产期学会成员进行的一项调查显示，意外硬脊膜刺穿患者缺乏必要的随访。鉴于数据和处置意见之间存在矛盾和冲突，当前最重要的是制定一份所有相关成员都能共同遵守并执行的处置流程。表 11－2 中介绍了意外硬脊膜刺穿后处置流程中的关键部分。

表 11－2　意外硬脊膜刺穿后处置的要点

分娩后住院期间每天对所有患者进行查房
提供电话号码给出院患者，以备回家后头痛发作时拨打
跟踪随访所有症状符合硬脊膜刺穿后头痛的患者
如果患者无法进行日常生活活动，可以行硬膜外血补丁治疗
如果穿刺置管困难，可考虑鞘内置管
对于意外硬脊膜刺穿后再次行硬膜外穿刺置管的，可考虑预防性使用硬膜外血补丁
在做硬膜外血补丁时，血液注射容量不大于 20 mL

总结

PDPHA 是产科麻醉医师经常面临的问题，并且目前没有有效的手段来预防。尽管一些研究表明鞘内置管可能有益，但并非所有研究都支持这一结论。

鉴于该手段的收益情况尚不明确，对于可能发生二次意外硬脊膜刺穿的患者可选择保留鞘内导管。虽然通过鞘内导管能迅速镇痛，但其失败率较高，需要重新穿刺置管。治疗硬膜外穿刺后头痛最有效的是硬膜外血补丁。为了使硬膜外血补丁更有效，麻醉医师应当依照处置流程对意外硬脊膜刺穿后的患者进行监护。

（虎磐　陈佳颖　翻译　李治贵　审校）

参考文献

[1] Stella CL，Jodicks CD，How HY，et al. Postpartum headache：is your work-up complete? Am J Obstet Gynecol，2007，196：318.e1 - 7.

[2] Davies JM，Posner KL，Lee LA，et al. Liability associated with obstetric anesthesia：a closed claims analysis. Anesthesiology，2009，110：131 - 139.

[3] Wang YF，Fuh JL，Lirng JF，et al. Cerebrospinal fluid leakage and headache after lumbar puncture：a prospective non-invasive imaging study. Brain，2015，138：1492 - 1498.

[4] Headache Classification Committee of the International Headache Society（IHS）. The International Classification of Headache Disorders，3rd edition（beta version）. Cephalalgia，2013，33：629 - 808.

[5] Loures V，Savoldelli G，Kern K，et al. Atypical headache following dural puncture in obstetrics. Int J Obstet Anesth，2014，23：246 - 252.

[6] Hofer JE，Scavone BM. Cranial nerve VI palsy after dural-arachnoid puncture. Anesth Analg，2015，120：644 - 646.

[7] Pogodzinski MS，Shallop JK，Sprung J，et al. Hearing loss and cerebrospinal fluid pressure：case report and review of the literature. Ear Nose Throat J，2009，87：144 - 147.

[8] Darvish B，Dahlgren G，Irestedt L，et al. Auditory function following post-dural puncture headache treated with epidural blood patch. A long-term follow-up. Acta Anaesthesiol Scand，2015，59：1340 - 1354.

[9] D'Angelo R，Smiley RM，Riley ET，et al. Serious complications related to obstetric anesthesia. The serious complication repository project of the society for obstetric anesthesia and perinatology. Anesthesiology，2014，120：1505 - 1512.

[10] Webb CA，Weyker PD，Zhang L，et al. Unintentional dural puncture with a Tuohy needle increases risk of chronic headache. Anesth Analg，2012，115：124 - 132.

[11] Ranganathan P，Golfeiz C，Phelps AL，et al. Chronic headache and backache are long-term sequelae of unintentional dural puncture in the obstetric population. J Clin Anesth，2015，27：201 - 206.

[12] Faure E，Moreno R，Thisted R. Incidence of postdural puncture headache in morbidly obese parturients. Reg Anesth，1994，19：361 - 363.

[13] Peralta F，Higgins N，Lange E，et al. The relationship of body mass index with the incidence of postdural puncture headache in parturients. Anesth Analg，2015，121：451 - 456.

[14] Miu M，Paech MJ，Nathan E. The relationship between body mass index and post-dural puncture headache in obstetric patients. Int J Obstet Anesth，2014，23：371 - 375.

[15] Angle P，Thompson D，Halpern S，et al. Second stage pushing correlates with headache after unintentional dural puncture in parturients. Can J Anaesth，1999，46：861 - 866.

[16] Scavone BM，Wong CA，Sullivan JT，et al. Efficacy of a prophylactic epidural blood patch

in preventing postdural puncture headache in parturients after inadvertent dural puncture. Anesthesiology, 2004, 101: 1422-1427.

[17] Jagannathan DK, Arriaga AF, Elerman KG, et al. Effect of neuraxial technique after inadvertent dural puncture on obstetric outcomes and anesthetic complications. Int J Obstet Anesth, 2016, 25: 23-29.

[18] Aida S, Taga K, Yamakura T, et al. Headache after attempted epidural block: the role of intrathecal air. Anesthesiology, 1998, 88: 76-81.

[19] Segal S, Arendt KW. A retrospective effectiveness study of loss of resistance to air or saline for identification of the epidural space. Anesth Analg, 2010, 110: 558-563.

[20] Stein MH, Cohen S, Mohiuddin MA, et al. Prophylactic vs therapeutic blood patch for obstetric patients with accidental dural puncture — a randomized controlled trial. Anaesthesia, 2014, 69: 320-326.

[21] Al-metwalli RR. Epidural morphine injections for prevention of postdural puncture headache. Anaesthesia, 2008, 63: 847-850.

[22] Ayad S, Demian Y, Narouze SN, et al. Subarachnoid catheter placement after wet tap for analgesia in labor: influence on the risk of headache in obstetric patients. Reg Anesth Pain Med, 2003, 28: 512-515.

[23] Baysinger CL, Pope JE, Lockhart EM, et al. The management of accidental dural puncture and postdural puncture headache: a North American survey. J Clin Anesth, 2011, 23: 349-360.

[24] Baraz R, Collis RE. The management of accidental dural puncture during labour epidural analgesia: a survey of UK practice. Anaesthesia, 2005, 60: 673-679.

[25] Gynaydin B, Camgoz N, Karaca G, et al. Survey of Turkish practice evaluating the management of postdural puncture headache in the obstetric population (1). Acta Anaesthesiol Belg, 2008, 59: 7-12.

[26] Newman MJ, Cyna AM. Immediate management of inadvertent dural puncture during insertion of a labour epidural: a survey of Australian obstetric anaesthetists. Anaesth Intensive Care, 2008, 36: 96-101.

[27] Russell IF. A prospective controlled study of continuous spinal analgesia versus repeat epidural analgesia after accidental dural puncture in labour. Int J Obstet Anesth, 2012, 21: 7-16.

[28] Verstraete S, Walters MA, Devroe S, et al. Lower incidence of post-dural puncture headache with spinal catheterization after accidental dural puncture in obstetric patients. Acta Anaesthesiol Scand, 2014, 58: 1233-1239.

[29] Halker RB, Demaerschalk BM, Wellik KE, et al. Caffeine for the prevention and treatment of postdural puncture headache: debunking the myth. Neurologist, 2007, 13: 323-327.

[30] Cohen S, Ramos D, Grubb W, et al. Sphenopalatine ganglion block: a safer alternative to epidural blood patch for postdural puncture headache. Reg Anesth Pain Med, 2014, 39: 563.

[31] Kent S, Mehaffey G. Transnasal sphenopalatine ganglion block for the treatment of postdural puncture headache in the ED. Am J Emerg Med, 2015, 33: 1714.e1-2.

[32] Gormley JB. Treatment of postspinal headache. Anesthesiology, 1960, 21: 565-566.

[33] Riley CA, Spiegel JE. Complications following large-volume epidural blood patches for postdural puncture headache. Lumbar subdural hematoma and arachnoiditis: initial cause or final effect. J Clin Anesth, 2009, 21: 355-359.

[34] Paech MJ, Doherty DA, Christmas T, et al, Epidural Blood Patch Trial Group. The volume of blood for epidural blood patch in obstetrics: a randomized, blinded clinical trial. Anesth Analg, 2011, 113: 126-133.

[35] Jo D, Kim ED, Oh HJ. Radicular pain followed by epidural blood patch. Pain Med, 2014, 15: 1642-1643.

[36] Carlswaerd C, Dearvish B, Tunelli J, et al. Chronic adhesive arachnoiditis after repeat epidural blood patch. Int J Obstet Anesth, 2015, 24: 280-283.

[37] Devroe S, Van de Velde M, Demaerel P, et al. Spinal subdural haematoma after an epidural blood patch. Int J Obstet Anesth, 2015, 24: 288-289.

[38] Hebl JR, Horlocker TT, Chantigian RC, et al. Epidural anesthesia and analgesia are not impaired after dural puncture with or without epidural blood patch. Anesth Analg, 1999, 89: 390-394.

[39] Collier CB. Blood patches may cause scarring in the epidural space: two case reports. Int J Obstet Anesth, 2011, 20: 347-351.